Die 90-Sekunden-Pause

W0109845

Rolf Herkert

Die 90-Sekunden-Pause

Erholung und Energie,
wann immer Sie sie brauchen

Mit den neuen
Power-Fit-Übungen

Integral

Die in diesem Buch vorgestellten Übungen sind in Kursen
und Seminaren unterrichtet und ausgeführt worden.
Bei gesundheitlichen Problemen können sie
Rat und Hilfe eines Arztes nicht ersetzen.
Autor und Verlag übernehmen keine Haftung für Schäden,
die sich aus dem Gebrauch oder evtl. Mißbrauch
der in diesem Buch beschriebenen Übungen ergeben.

Erweiterte und überarbeitete Neuausgabe 1998
Copyright © 1993 [Integral Verlag] und 1998 by Scherz Verlag,
Bern, München, Wien, für den Integral Verlag
Illustrationen: Beate Willich
Das Werk, einschließlich aller seiner Teile,
ist urheberrechtlich geschützt.
Alle Rechte der Verbreitung, auch durch Funk, Fernsehen,
fotomechanische Wiedergabe, Tonträger jeder Art und
auszugsweisen Nachdruck sowie der Übersetzung,
sind vorbehalten.
Einbandgestaltung: Zembsch' Werkstatt, München

Inhalt

Einleitung. 9

Power-Fit I: Rücken frei und locker 14

1 Die 90-Sekunden-Pause 21

Alltagsstreß in einer Zeit rasender Beschleunigung 21

Stärkung von Körper und Seele 22

Zum Umgang mit den Übungen 31

Power-Fit II: Stretching: Den Körper dehnen …
        mit einem Lächeln 35

2 90 Sekunden «InnerTraining» 43

Wie Sie «InnerTraining» optimal anwenden 43

Übungen. 44

Power-Fit III: Muskelaufbautraining für den Oberkörper . . . 71

3 Es darf auch etwas länger sein:
    Übungen, die mehr als 90 Sekunden dauern . . 75

Entspannung verankern und Ziele visualisieren 76

Meditationen. 78

Power-Fit IV: Bodystyling: Gymnastik für Bauch,
        Beine und Po 85

4 90 Sekunden mit anderen teilen 89
   Spiele für Paare 89
   Gruppenspiele 92
   Power-Fit V: Kraft und Ausdauer durch
      Konditionsgymnastik. 105

5 Fit durch Ruhe: Körper und Geist entspannen. 113
   Yoga-Gymnastik: «... im Raum der eigenen Stille» . . 113
   Ihr persönliches Fitness-Programm 117

Literatur 124
Register der Übungen. 126

Die wahre Lebenskunst besteht darin,
im Alltäglichen das Wunderbare zu sehen.

Pearl S. Buck

Einleitung

Die Zeit war mein Feind,
jetzt ist sie mein Freund geworden.

Ein Anhänger von
«InnerTraining»

Wie vertraut kommen Ihnen die folgenden drei Dialoge vor?

«Wollen wir ein Eis essen gehen?»
«Bist du wahnsinnig? Hast du eine Ahnung, was ich alles noch
erledigen muß?»

oder:

«Warum fahren wir nicht wenigstens einmal am Wochenende weg,
nur wir zwei?»
«Geht leider nicht, solange die Beförderungsfrage ungeklärt ist, kann
ich es mir einfach nicht leisten, am Wochenende nicht zu arbei-
ten.»

oder:

«Wie wär's, wenn wir am Sonntag ganz früh aufstehen und in die
Berge fahren? Oder wir könnten mal wieder ins Museum gehen. Es
soll da eine tolle neue Ausstellung geben.»
«Kommt überhaupt nicht in Frage. Ich will doch nicht auch noch am
Wochenende Streß. Nein danke, ich muß ausschlafen und gehe
keinen Schritt vor die Tür.»

Erleben Sie einen Aha-Effekt, weil zumindest eine der Situationen sich in Ihrem Leben schon einmal so (oder so ähnlich) abgespielt hat? Oder schütteln Sie den Kopf und halten diese Szenen für völlig aus der Luft gegriffen? Falls letzteres zutrifft: Herzlichen Glückwunsch! Sie scheinen ein friedvolles Leben zu führen und Ihre persönlichen Interessen mit den Erfordernissen des Alltagslebens in Übereinstimmung zu bringen. Vermutlich aber kommen Ihnen die Dialoge irgendwie bekannt vor, jedenfalls wenn man Umfragen über Streß im Alltag glauben darf. Berufstätige Frauen, die gleichzeitig Haushalt und Familie zu versorgen haben, arbeiten meist am Rande ihrer Kräfte. Im Zuge der Globalisierung erfordern viele Berufe mittlerweile ständiges Jetten zwischen New York, London oder Singapur, was für Körper und Seele enorm stressig ist. Sogar unsere Kinder sind früh schon eingebunden in schulische Stundenpläne und eine Vielfalt an nachmittäglichen Freizeitterminen, und nicht selten schlägt sich ihr Druck in Konzentrationsstörungen oder Hyperaktivität nieder.

Kein Wunder also, daß eine deutlich bemerkbare Reaktion auf das schnelle Tempo unserer Zeit die Hinwendung zu Meditation und Entspannung ist. Man besucht Kurse, in denen man ihre Techniken erlernt; in Betrieben ist das «InnerManagement»-Training zu einer festen Institution geworden; Kinder werden in Spiel- oder andere Therapien gesteckt.

Aber so aufwendig muß es gar nicht sein. Wir können lernen, mehrmals am Tag nur ein oder zwei Minuten abzuschalten – eine der vielen «90-Sekunden-Übungen» einzulegen, die ich Ihnen in diesem Buch vorstelle –, und so inmitten eines hektischen Alltagsstrudels einen Moment lang zu uns finden und Ruhe und neue Energie tanken.

Natürlich ist eine Ayurveda-Kur oder kann ein dreiwöchiger fauler Urlaub Balsam für die gestreßte Seele sein. Aber für zwischendurch, z.B. als lockere und heitere Zwischenmahlzeit sind die 90-Sekunden-Übungen die ideale Möglichkeit, sich entsprechend unserem modernen Rhythmus zu regenerieren.

Kleine Inseln der Entspannung

Falls Sie zu der wachsenden Menge derjenigen gehören, die oft nicht mehr wissen, wo ihnen der Kopf steht, die ständig unter Termin- und Zeitdruck leiden und sich den täglichen Anforderungen kaum noch gewachsen fühlen, kann Ihnen das vorliegende Buch sicher eine Menge wertvoller, leicht zu realisierender Hilfestellungen geben. Das gilt übrigens auch für alle diejenigen, die mit gestreßten Menschen zu tun haben. Die hier vorgestellten Übungen haben sich in den unterschiedlichsten Situationen bewährt, in der Lehrer- und Studentenfortbildung, im «InnerManagement»-Training für Führungskräfte wie auch bei Kindern und Jugendlichen zum Abbau von Aggressionen und Hyperaktivität.

Kleine Inseln der Entspannung sind für jeden Menschen wertvoll, ob Hausfrau, Manager oder Schüler. Bereits 90 Sekunden «Ausklinken» können erstaunliche Kraftreserven mobilisieren, unser Energiepotential vervielfachen und Körper, Geist und Seele harmonisieren.

Spielerisch Körper und Seele regenerieren

Dabei spielen körperliche Fitness-Übungen ebenso eine Rolle wie mentales Training. Körper und Geist können sich optimal entfalten und gegenseitig unterstützen, wenn beide Aspekte gefördert werden. Ein gesunder Körper ist die Grundlage für Entspannung, Zufriedenheit, Glück. Halten wir ihn also fit. Unsere innere Einstellung ist allerdings mindestens ebenso wichtig, denn sie hat umgekehrt einen bedeutenden Einfluß auf die körperliche Gesundheit.

Mit den Übungen in diesem Buch können Sie auf spielerische Weise Körper und Geist stärken. Schalten Sie, wenn es Ihnen zuviel wird, zwei Minuten ab, und führen Sie eine oder mehrere Übungen durch, egal wo Sie sich gerade befinden. So finden Sie innere Ruhe und Gelassenheit, neue Energie und so manchen Ausweg aus einer vermeintlichen Sackgasse.

Bei allen hier vorgestellten Übungen handelt es sich um leichte Fitness- und Entspannungsübungen, die ich seit ungefähr 15 Jahren in Seminaren, im Unterricht und auch bei Vorträgen einsetze. Sie lassen sich individuellen Bedürfnissen anpassen und sind vom Alter unabhängig. Man kann sie allein oder mit anderen durchführen.

Wer sportlichen Ehrgeiz hat, kann durchaus auf seine Kosten kommen und sich in körperliche Bestform bringen. Hierfür eignen sich besonders die «Power-Fit»-Übungen. Sie sind in fünf Kapiteln aufgeführt, wo jeweils unterschiedliche Körperbereiche schwerpunktmäßig fit gemacht werden: So können Sie gezielt Bauch, Po oder Beine trainieren oder etwas für Ihre allgemeine Kondition tun.

Tips zur Entspannung durch mentale Techniken finden Sie unter «InnerTraining» dargestellt. Vor allem Kapitel 2 enthält viele solcher entspannenden, vitalisierenden Übungen zur Steigerung von Lebenslust und Wohlbefinden. Sie erfordern weniger körperliche Anstrengung als vielmehr meditative Fähigkeiten und die Bereitschaft zu Phantasie und Kreativität.

Nach Lektüre des Buches werden Sie über unterschiedliche Kombinationsmöglichkeiten von Übungen verfügen, die Sie an einem stillen Ort oder (wenn gewünscht, auch mit den Kollegen) an Ihrem Büroschreibtisch machen können. Es gibt Übungen im Sitzen, Liegen, Stehen oder Gehen, Übungen, die Sie mit neuer Energie erfüllen und gleichzeitig entspannt und gelassen machen. Am Ende sind Sie in der Lage, sich für jede Situation Ihr ganz individuelles «Power»- bzw. Entspannungsprogramm zusammenzustellen – ohne großen Aufwand, aber mit nachhaltiger Wirkung.

Ich wünsche Ihnen beim Fitwerden mit den Übungen der 90-Sekunden-Pause mindestens soviel Erfolg wie Vergnügen!

Eine Reise von tausend Meilen
beginnt mit dem ersten Schritt.

Chinesische Weisheit

Und jetzt:
90 Sekunden innehalten.
Atmen.

Power-Fit I: Rücken frei und locker

Wie wär's, wenn wir gleich anfangen, sozusagen zur Einstimmung. Schließlich wollen Sie keine stundenlangen Erklärungen, sondern etwas für sich tun. Also machen wir zuerst den Rücken frei, pardon: «Rücken frei und locker», und beginnen mit ein paar Übungen, die jedem guttun, ob Sie bereits Rückenschmerzen haben oder ihnen vorbeugen wollen. Mit den folgenden Übungen stretchen Sie Ihren armen, verspannten Rücken, machen ihn frei und beweglich – und zwar als Lockerungsübung vor dem Sport ebenso wie zwischendurch auf Ihrem Bürostuhl.

Da die Übungen alle im Sitzen durchgeführt werden, empfehle ich Ihnen, gleich jetzt mitzumachen: Sicherlich sitzen Sie ja irgendwo, während Sie dies lesen. Richten Sie den Rücken auf, und finden Sie eine lockere Haltung, bei der Sie weder einen Rundrücken noch ein Hohlkreuz machen (nicht anlehnen). Die Füße stehen parallel auf dem Boden. Während Sie die Übungen ausführen, atmen Sie gleichmäßig und ruhig weiter. Sämtliche Übungen sind Balsam für Ihre Hals- und Brustwirbelsäule.

Die Reihenfolge können Sie übrigens – wie bei allen weiteren Übungsfolgen in diesem Buch – beliebig wechseln. Innerhalb von 90 Sekunden werden Sie zwei oder drei Übungen schaffen, die, lustvoll durchgeführt, bereits eine wirkungsvolle Entspannungspause für zwischendurch darstellen.

Drücken und ziehen
(Zur Kräftigung von Schultern und Nacken)
Sie sitzen aufrecht auf einem Stuhl, haben die Füße schulterbreit aufgesetzt und die Hände locker auf die Oberschenkel gelegt. Ihr Kopf ist leicht nach hinten gebeugt, der Blick nach oben gerichtet.

Stemmen Sie jetzt die Füße nach unten und spannen dabei Bauch- und Gesäßmuskeln an. Halten Sie diese Anspannung fünf bis zehn Sekunden lang, dann lockern Sie sie wieder.

Nun drücken Sie die Schultern nach unten, während gleichzeitig der Kopf nach oben zieht. Halten Sie wiederum möglichst fünf bis zehn Sekunden die Wirbelsäule in dieser Streckung, dann lassen Sie locker.

Anschließend ziehen Sie die Schultern hoch, halten die Spannung und drücken sie wieder hinunter.

Zum Schluß kreisen Sie die Schultern vorwärts und rückwärts.

Schulterkreisen
(Zur Mobilisierung von Schultern und Nacken)
Sie sitzen aufrecht auf einem Stuhl und haben die Füße schulterbreit aufgesetzt.

Nun legen Sie die Daumen in die Achseln (rechter Daumen in die rechte Achsel, linker Daumen in die linke) und kreisen mit den angewinkelten Armen dreimal vorwärts, dann dreimal rückwärts. Führen Sie dabei möglichst große Kreisbewegungen durch.

Wenn Ihnen die Übung Spaß macht, wiederholen Sie sie ruhig ein- bis zweimal.

Beckenbalance
(Zur Aufrichtung der Wirbelsäule und Schulung der Körperwahrnehmung)
Sie sitzen aufrecht auf einem Stuhl und haben die Füße schulterbreit aufgesetzt. Bewegen Sie Ihr Becken leicht vor und zurück, und suchen Sie eine Stellung, bei der Sie nicht im Hohlkreuz sitzen.

Spannen Sie nun die Gesäß- und Bauchmuskeln an, und drücken Sie gleichzeitig die Schulterblätter nach hinten. Dabei atmen Sie ruhig weiter.

Nach fünf bis zehn Sekunden lassen Sie die Spannung los und wiederholen die Übung noch ein- bis zweimal.

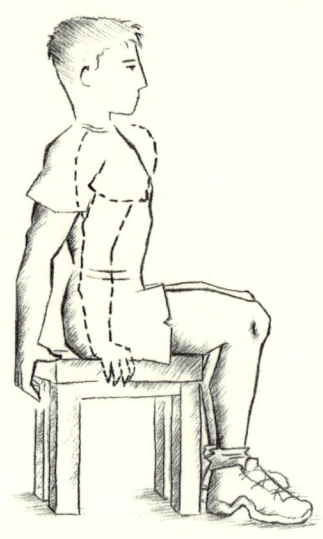

Abb. 1: Grundspannung in Brust und Bauch

Spannung in Brust und Bauch

(Zur Dehnung von Brust- und Schultermuskulatur): Abbildung 1
Sie sitzen aufrecht auf einem Stuhl, haben die Füße schulterbreit
aufgesetzt und lassen die Arme seitlich herunterhängen. Ihr Kopf
ist leicht nach hinten gebeugt, der Blick nach oben gerichtet.

Drücken Sie nun die Schulterblätter nach hinten, halten Sie
die Spannung fünf Sekunden, und schieben Sie die Schultern
nach vorn, in Richtung Nase.

Gleichzeitig spannen Sie Bauch- und Gesäßmuskulatur an, so
daß während dieser Übung viele Muskeln beansprucht werden.

Kleiner Propeller

(Zur Stärkung von Nacken- und Schultermuskeln)
Sie sitzen aufrecht auf einem Stuhl und haben die Füße schulterbreit aufgesetzt. Den Kopf ziehen Sie nach oben, und die Arme
strecken Sie seitlich aus.

Halten Sie die Arme fünf Sekunden so, dann beschreiben Sie jeweils fünf Sekunden lang kleine Vorwärts- und Rückwärtskreise.

Lockern Sie die Arme durch leichtes Ausschütteln, und wiederholen Sie die Übung.

Hoch den Balken

(Zur Stärkung von Nacken-, Schulter- und Rückenmuskeln):
Abbildung 2
Sie sitzen aufrecht auf einem Stuhl und haben die Füße schulterbreit aufgesetzt.

Nun winkeln Sie die Arme an, Handflächen nach oben, und ziehen die Ellbogen nach hinten, so daß die Schulterblätter zusammengeführt werden. In dieser Haltung drücken Sie mit

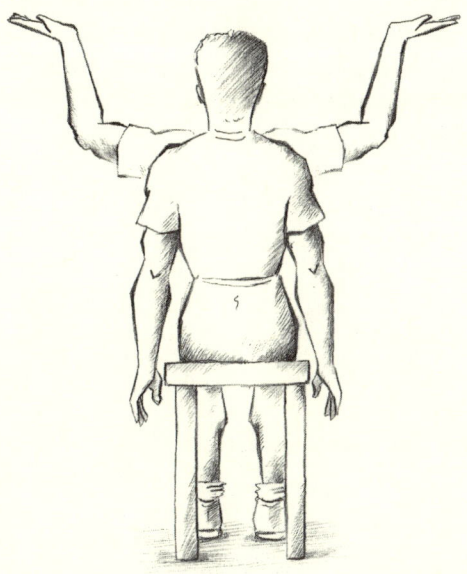

Abb. 2: Grundspannung im Schulter- und Nackenbereich

den Händen gegen einen gedachten schweren Deckenbalken. Halten Sie die Spannung fünf Sekunden.

Schütteln Sie anschließend Arme und Schultern zur Lockerung. Wenn Sie möchten, wiederholen Sie diese Übung.

Kopfdruck
(Zur Kräftigung von Halswirbelsäule und Nackenmuskeln)
Sie sitzen aufrecht auf einem Stuhl, die Füße stehen schulterbreit auseinander auf dem Boden.

Verschränken Sie die Hände hinter dem Kopf, und bauen Sie durch den Druck zwischen Kopf und Händen eine Spannung im Schulter- und Nackenbereich auf. Nach fünf bis zehn Sekunden bauen Sie diesen Druck wieder ab. (Lassen Sie nur soviel Druck entstehen, wie Ihnen angenehm ist.)

Sind Sie auf den Geschmack gekommen? Haben Ihnen die kurzen Übungen Erleichterung im Schulter- und Rückenbereich verschafft, und fühlen Sie sich frisch für neue Taten? Gut so! Dann möchte ich Ihnen im folgenden Kapitel noch einige grundsätzliche Erklärungen zum Sinn solcher Übungen geben, bevor es weitergeht.

Die größte Entdeckung jeder Generation liegt darin,
daß die Menschen ihr Leben ändern können,
indem sie ihre Geisteshaltung ändern.

Albert Schweitzer

I
Die 90-Sekunden-Pause

In dir ist eine Ruhe und ein Refugium,
in das du dich jederzeit zurückziehen
und wo du ganz du selbst sein kannst.

Hermann Hesse

Alltagsstreß
in einer Zeit rasender Beschleunigung

«Wir werden in der Zukunft an einem Tag mit mehr Informationen konfrontiert, als Großvater in einem Jahr», sagte mir auf einem Seminar über visionäres Management der Souling-Marketing-Konzeptionist Karl Gamper.

Wir leben in einer Zeit unglaublicher Veränderungen und tiefgreifender Umbrüche. Sie ist geprägt von hoher Mobilität, Schnellebigkeit, Informationsflüssen und Datenautobahnen – «immer mehr, immer schneller» ist die Devise. Streß, Hektik, psychosomatische Erkrankungen, Alkohol- und Nikotinsucht, Drogen- und Tablettenmißbrauch sind Reaktionen darauf. Unsere vielfach belastete Umwelt tut ein weiteres, um unser Immunsystem anzugreifen und uns zu schwächen.

Die Jahrtausendwende ist zudem durch vielfältige Unsicherheiten charakterisiert: Wie werden sich im nächsten Jahrhundert die Arbeitsmarktlage, wie die Renten entwickeln? Werden wir im Alter versorgt sein, und was erwartet die Generation unserer Kinder und Enkel? Die Spaltung der Länder in arme und reiche ist keineswegs überwunden, und auch innerhalb unserer Gesellschaft scheint sich die Kluft zwischen Wohlstand einerseits und

Bedürftigkeit und Elend andererseits zu vergrößern. Politisch haben sich die großen Machtblöcke des 20. Jahrhunderts verschoben, aber was kommt danach?

Ohne hier ein Horrorszenario entwerfen zu wollen, möchte ich Ihnen nur einige der Streßfaktoren aufzeigen, denen wir ausgesetzt sind. Eigentlich müßten wir angesichts ihres Ausmaßes ein enormes, ja geradezu überwältigendes und äußerst zeitintensives Gegenprogramm aufstellen, um uns entspannen und wohl fühlen zu können.

Aber das würde nicht in unsere Zeit passen, und außerdem ist es auch nicht erforderlich. Im Gegenteil. Auch wenn das jetzt erstaunlich klingt, sind kurze Erholungspausen von jeweils ein oder zwei Minuten, die wir, über den Tag verteilt, in unseren normalen Tagesablauf einbauen, völlig ausreichend, um uns fit und gesund zu erhalten.

Warum 90-Sekunden-Pausen in der Lage sind, effektiv Nervenkostüm und Immunsystem zu stärken, will ich Ihnen in diesem Kapitel kurz verdeutlichen und gleich die erste 90-Sekunden-Pause anbieten:

Halten Sie inne.
Atmen Sie ruhig ein und aus.
Lassen Sie den Atem kommen und gehen.
Lenken Sie Ihre Aufmerksamkeit nach innen oder außen.
Lassen Sie Seele und Geist in der Sonne baumeln.

Stärkung von Körper und Seele

Wodurch aber entfalten diese kurzen Übungen überhaupt eine so starke Wirkung, zumal solche, die teilweise eher banal wirken oder die äußerlich nicht einmal bemerkt werden?

Streßfaktoren erzeugen Streßwellen. Entspannungsminuten programmieren unser Gehirn, den höchstentwickelten Bio-Computer der Natur, auf Entspannung. Deshalb sollten wir ihm möglichst viele Entspannungsreize anbieten.

«Ein Bild sagt mehr als tausend Worte», heißt es in Asien. Eine kleine Imaginationsübung soll Ihnen das deutlich machen. Stellen Sie sich vor, Ihr Gehirn sei ein Radio mit vier Wellenbereichen, auf denen Sie verschiedene Sender empfangen können.

Auf Station 1, dem Beta-Sender, können Sie aggressive Musik, Nebengeräusche und Störungen hören. Dieser Beta-Wellenbereich (13 bis 30 Hz) steht für normales Wachsein und aktives Denken – aber auch für Hektik, Streß und Ungeduld (Streßhormonausstoß). Manchmal brauchen wir ihn, um Höchstleistungen zu vollbringen, und er stimuliert die Angriffs- oder Fluchtreaktion.

Auf Station 2, dem Alpha-Sender, hören Sie klassische Barockmusik oder beruhigende Melodien. Der Alpha-Wellenbereich (8 bis 13 Hz) entspricht Entspannung, leichtem Lernen (Superlearning), autogenem Training, Meditation – all dem, was der Integration von Körper und Seele dient.

Auf Station 3, dem Theta-Sender, werden ruhige, meditative Töne und Klänge empfangen. Der Theta-Wellenbereich (4 bis 8 Hz) steht für völlig entspannte Wachheit und kreative Denkprozesse, tiefe Meditation, Intuition, Inspiration, Entstressung sowie erhöhte Lern- und Erinnerungsfähigkeit. Auch der Übergang von Wachbewußtsein in Schlaf fällt in diese Kategorie.

Auf Station 4, dem Delta-Sender, vernehmen Sie das tiefe, gleichmäßige Atmen einer schlafenden Person und ihren Herzschlag. Der Delta-Wellenbereich (0,5 bis 4 Hz) entspricht tiefer Hypnose, Trance oder tiefem, traumlosem Schlaf (Non-Rem-Schlaf). Hier finden Heilung, Immunisierungsvorgänge und Selbstregeneration statt.

Wenn Sie viel Streß haben, sozusagen im Beta-Bereich feststecken, schalten Sie auf den Alpha- oder Theta-Sender um. Dies tun Sie mit Hilfe einer kleinen meditativen Übung, die in Ihrem Gehirn unmittelbare Entspannungsimpulse freisetzt. Je öfter Sie Ihrem «Bio-Computer» Entspannungsanreize anbieten – und zwar völlig unangestrengt, lustbetont, locker, lässig und ein-

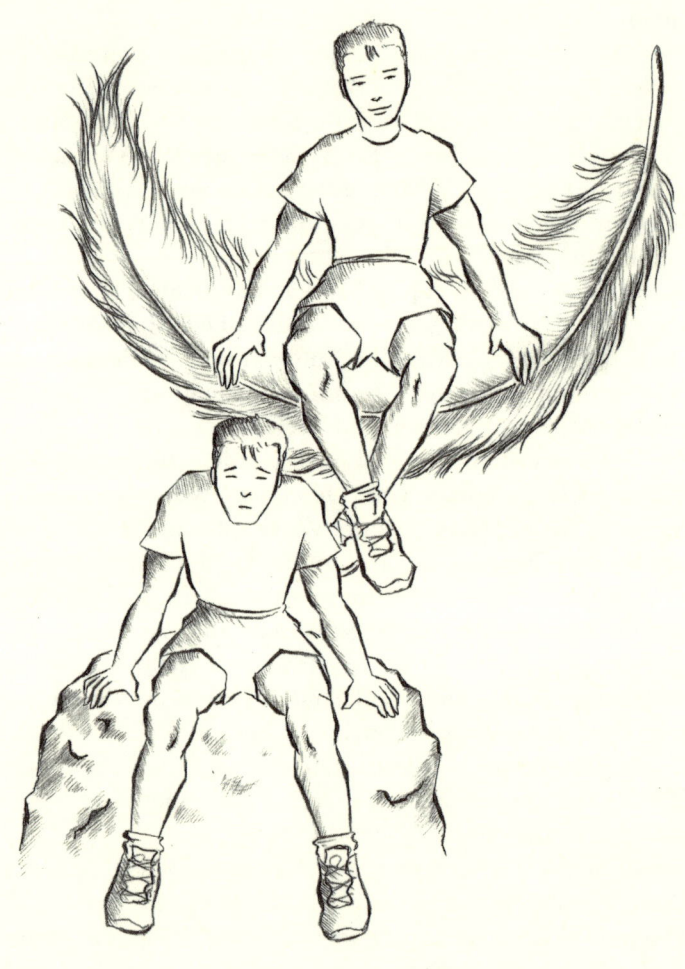

Abb. 3: Schwer wie ein Stein − leicht wie eine Feder

fach –, desto bewußter können Sie Ihr Leben gestalten. Streß und Hektik verlieren mehr und mehr ihre Dominanz.

Allerdings bedarf es der regelmäßigen Übung, damit Ihr Gehirn und somit Ihr Körper die Entspannungsimpulse erkennt und sofort darauf reagiert, nämlich eine 90-Sekunden-Übung als Signal zum Umschalten auf den Alpha-Frequenz-Bereich akzeptiert.

Die folgenden drei Beispiele verdeutlichen, wie dieses Umschalten funktioniert. Führen Sie die beschriebenen Übungen gleich durch, und erleben Sie selbst, was in Ihnen abläuft.

Beispiel 1
Schwer wie ein Stein – leicht wie eine Feder:
Abbildung 3
Sie sitzen und atmen ruhig ein und aus. Nun spannen Sie alle Muskeln im Körper an und stellen sich vor, Sie seien schwer wie ein Stein oder, je nach Wunsch, dynamisch kraftvoll wie beim Start zu einem Hundertmeterlauf. Halten Sie diese energetische Anspannung etwa sieben Sekunden lang. Lassen Sie sich dann mit der Vorstellung «leicht wie eine Feder» und einer ruhigen (manchmal auch kräftigen) Ausatmung in die Entspannung hineinfallen. Spüren Sie einige Augenblicke in sich hinein.

Die körperliche An- und Entspannung, die Vorstellung von Leicht und Schwer sowie ruhiges oder kraftvolles Atmen lassen Sie leicht einen Alpha-Zustand erreichen.

Ich lade Sie ein, diese kleine Übung einige Male zu machen. Je häufiger Sie eine 90-Sekunden-Pause einlegen, desto stärker wirkt sie.

Beispiel 2
Eine liegende Acht malen: Abbildung 4
Das Nachvollziehen einer liegenden Acht ist eine wunderbar spielerische Übung, mit der Sie Ihre beiden Gehirnhälften synchronisieren.

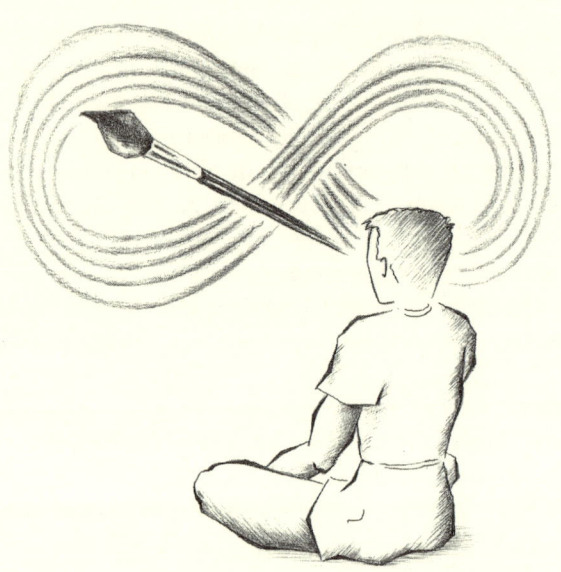

Abb. 4: Das Nachvollziehen einer liegenden Acht
synchronisiert die Gehirnhälften.

Sie sitzen wieder entspannt und aufrecht, nicht zu lässig, und atmen ruhig ein und aus. Lenken Sie Ihre Aufmerksamkeit auf das Kommen und Gehen des Atems. Lassen Sie den Atemrhythmus fließen wie einen großen ruhigen Strom. Ganz allmählich wächst nun kraft Ihrer Vorstellungsgabe ein federleichter Pinsel aus Ihrer Nase. Mit ihm malen Sie auf eine imaginäre Leinwand eine liegende Acht, das Unendlichkeitssymbol, indem Sie kleine sanfte Kopfbewegungen durchführen.

Hierzu ein kleiner Tip: Gelingt Ihnen diese Imaginationsübung nicht sofort, dann sehen Sie sich selbst von außen zu. Beobachten Sie, wie Sie dasitzen und mit dem Nasenpinsel eine liegende Acht malen.

Mit kleinen leichten Schwüngen malen Sie die liegende Acht erst in die eine, dann in die andere Richtung. Ihre (vorgestellte) Bewegung kann dabei langsam oder etwas schneller sein; die

Atmung aber ist gleichbleibend ruhig und fließend. Mit einem Lächeln lösen Sie schließlich den Pinsel auf und atmen etwas kräftiger ein und aus. Strecken und dehnen Sie sich wie eine Katze nach einem langen Mittagsschlaf.

Diese Übung dauert nicht länger als 90 Sekunden und ist das reinste Ausgleichstraining für Ihr Gehirn. Sie wissen ja: Im wissenschaftlichen Modell steht die linke Gehirnhälfte für Denken, Wissen und Logik – die rechte für Intuition, Gefühl und Phantasie. Beide Gehirnhälften arbeiten unterschiedlich und oft nicht mit-, sondern gegeneinander. Sie werden durch gleichmäßige Bewegungen synchronisiert und durch ruhiges entspanntes Atmen in die Alpha-Phase geführt. Kinder und Jugendliche mit Lernschwierigkeiten, wie Lese- und Rechtschreibschwäche oder Koordinierungsproblemen profitieren von der Magie der liegenden Acht als Ausgleichstraining ebenso wie Erwachsene.

Übrigens stärken sämtliche «Überkreuz»-Bewegungen die Verbindung zwischen den Gehirnhälften, also etwa linker Ellbogen am rechten Knie (siehe hierzu auch: Überkreuz-Spaziergang).

Die dritte 90-Sekunden-Pause, die ich Ihnen nun vorstelle, werden Sie vielleicht als Übung gar nicht ernst nehmen. Und doch ist sie ein eindrucksvolles Beispiel dafür, wie man ohne Anstrengung und einzig durch die Bewegung einiger Gesichtsmuskeln sich gesund und fit erhalten kann: durch Lächeln.

Beispiel 3
Das lachende Gehirn: Abbildung 5
Die Lächelmethode habe ich auf einem Seminar von Vera F. Birkenbihl kennengelernt, einer der renommiertesten deutschen Kommunikationstrainerinnen. Ich halte die Strategie, täglich einige Male 90 Sekunden zu lächeln, für außergewöhnlich wirkungsvoll und daher empfehlenswert.

Während Sie die folgenden Zeilen lesen, können Sie gleich mittrainieren, auch wenn Ihnen im Augenblick vielleicht überhaupt nicht nach Lachen zumute ist.

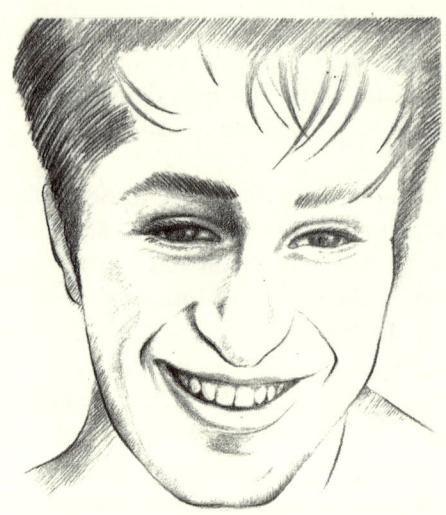

Abb. 5: Lachen stärkt das Immunsystem und macht froh.

Lächeln Sie jetzt 90 Sekunden lang, oder schneiden Sie wenigstens eine lächelnde Grimasse. Dem Gehirn ist es fast gleichgültig, ob Sie sich dabei gut oder schlecht fühlen, da es zwischen Realität und Simulation kaum eine Unterscheidung vornimmt; das tut unser Verstand, der eine bestimmte Situation interpretiert.

Lächeln Sie noch, oder haben Sie schon einen Krampf? Vielleicht sind Sie ja aus der Übung und sollten überhaupt mehr lachen … es ist die beste Medizin.

Jetzt dürften 30 Sekunden vorbei sein. Bitte weiterlächeln. Durch das Anheben der Wangen signalisiert der entsprechende Muskel einem Rezeptor im Gehirn: «Es wird gelächelt», und dieser Rezeptor veranlaßt das Gehirn, «Glückshormone» (Endorphine) freizusetzen, die uns allmählich mit Gefühlen des Wohlbefindens überfluten.

Lächeln Sie ruhig noch etwas, und 90 Sekunden sind jetzt fast um, Sie können aber auch etwas länger trainieren. Vorsicht, sonst gibt's morgen Muskelkater.

«Wer lacht, lebt leichter.» – «Lachen ist die beste Medizin.» – «Wer lacht, gewinnt.» Der Volksmund kennt einige Weisheiten über den Gesundheitswert des Lachens. Im 17. Jahrhundert stellte der Arzt Dr. Thomas Sydenham fest: «Die Ankunft eines guten Clowns ist für die Gesundheit einer Stadt wertvoller als 30 mit Medikamenten beladene Esel.»

Die heilende Kraft des Lachens

Wieviel Wahrheit in dieser Feststellung steckt, belegen mittlerweile modernste wissenschaftliche Untersuchungen. Seit einigen Jahren sind Clowns und Quietschenten fester Bestandteil von Therapien krebskranker Kinder in englischen und amerikanischen Kliniken. So ist man im Kinderkrankenhaus von Edinburgh von der Heilwirkung des Zwerchfellsports so überzeugt, daß dort ein hauptamtlicher Spaßmacher eingestellt wurde. Und ein texanisches Krankenhaus berichtet, daß Patienten zwei Tage früher als üblich entlassen werden können, nachdem Ärzte und Krankenschwestern ihnen täglich 15 Minuten lang Witze erzählt haben. Aber auch hierzulande hat sich inzwischen die Erkenntnis durchgesetzt, daß regelmäßiges Lachen das Immunsystem enorm stärkt, und es wird ebenfalls in Krankenhäusern, inbesondere auf Krebsstationen, gezielt gefördert.

Der Direktor des Instituts für Immunbiologie der Universität Köln, Prof. Dr. Gerhard Uhlenbruck, betrachtet Lachen als «inneres Jogging», da man beim Lachen ebensogut abschalten könne wie beim Laufen. In beiden Fällen steige die Streßresistenz, und beide Disziplinen machen den Menschen happy. Beim Lachen werden Substanzen in unserem Gehirn mobilisiert, die für Nervenkostüm und Immunsystem wichtig sind. Tatsächlich stärkt Lachen die Abwehr so sehr, daß Infektionen und sogar Krebserkrankungen sich nachweislich weniger leicht durchsetzen können.

Lachen hat noch weitere positive Wirkungen: Es regt die Gehirntätigkeit an und stabilisiert die Psyche. Aus diesem Grund empfiehlt sich besonders auch älteren Menschen, sich keinen Grund zum Lachen entgehen zu lassen. In kalifornischen Altenheimen gehören Dichterlesungen und Clownbesuche zur erfolgreichen Standardbehandlung gegen zerebrale Durchblutungsstörungen und Depressionen.

Und noch eines: Wenn wir herzhaft lachen, bis es uns schüttelt, regen wir unseren gesamten Organismus an. Herz, Lunge, Zwerchfell und unser Kreislauf werden in Schwung gebracht und Verdauungsprozesse angeregt. Sogar verspannte Muskeln kann man durch Lachen lockern.

Sie werden möglicherweise einwenden, daß es Ihnen unnatürlich vorkommt, grundlos loszulachen, nur weil das gesund sei. Probieren Sie es einfach aus. Versuchen Sie, laut zu lachen. Anfangs hört sich Ihr Lachen sicherlich gekünstelt an, aber mit der Zeit kann es sich zu einem echten Lachen wandeln. Lachen Sie anfangs ein paar Sekunden, und dehnen Sie die Lachdauer allmählich aus.

Wenn Sie an dieser Lachübung vor allem stört, daß Ihnen der Grund zum Lachen fehlt, dann besorgen Sie sich einen: Legen Sie sich ein gutes Witzebuch zu oder die Aufnahme einer komischen Radio- oder Fernsehsendung. Denken Sie an die letzte Situation, bei der Sie Tränen gelacht haben. Vergegenwärtigen Sie sich Ihren Humor. Welche Art von Komik spricht Sie besonders an?

Wenn Sie sich auf diese Weise Ihrer Lachbereitschaft nähern, fällt Ihnen die «Übung» weniger schwer.

Und falls es nun gar nicht klappt, falls es Ihnen partout albern vorkommt, allein in einem Raum zu sitzen und vielleicht unausgeschlafen, schlecht gelaunt und miesepetrig die Zimmerwand oder Ihre Schreibtischlampe anzulachen, daß es sich eher wie hohles Bellen anhört, dann lassen Sie es!

Sie können auch lächeln. Lachen wirkt zwar stärker, aber Lächeln ist auch gut, wie zu Beginn dieser Übung ausgeführt.

Lachen und Lächeln sind nicht nur gut für unsere körperliche Gesundheit, sondern auch für unsere Psycho-Hygiene. Lächelnd oder lachend bringen wir uns und anderen Menschen zum Ausdruck, daß wir uns wohl fühlen, entspannt und kommunikativ sind. Dadurch stärken wir unser inneres Gleichgewicht ebenso wie unsere sozialen Beziehungen.

Falls Sie nicht ohnehin schon selbst die Erfahrung gemacht haben, sollten Sie es unbedingt versuchen: Lachen macht glücklich, und je häufiger Sie anderen ein Lächeln schenken, desto positivere Reaktionen bekommen Sie zurück.

Besonders wirkungsvoll ist übrigens die Kombination der Lächelübung mit anderen Übungen. Während Sie beispielsweise die liegende Acht ausführen, dabei tief und gleichmäßig atmen, lächeln Sie. Sie werden sich anschließend leichter und entspannter fühlen.

Diese Übung ist allerdings nicht für Menschen gedacht, die therapeutischer Hilfe bedürfen, sondern für Personen, die ihre täglichen Herausforderungen einigermaßen meistern können. Für Menschen, die ohnehin immer gut drauf sind, ist dieses Training ebenfalls ungeeignet, da ihr Gehirn ständig lacht und entsprechende Endorphine freisetzt.

Zum Umgang mit den Übungen

Bevor Sie in den folgenden Kapiteln eine bunte Palette an Übungen für körperliche Fitness, nervliche Regeneration und seelische Entspannung kennenlernen, will ich Ihnen noch einige Hinweise zum Umgang mit diesen Übungen geben.

Die wichtigste Voraussetzung ist, daß Sie beim Üben Spaß haben. Eine verbissene Einstellung nach dem Motto: «Je mehr ich trainiere, desto fitter werde ich» ist nicht unbedingt förderlich. Natürlich wird Ihr Wohlbefinden sich steigern, wenn Sie die Übungen regelmäßig einschieben, und Sie sind auch keineswegs gezwungen, nach 90 Sekunden abzubrechen. Aber üben Sie auf jeden Fall entspannt und gelassen.

Sämtliche Übungen können Sie ohne Vorbereitung und überall durchführen: am Arbeitsplatz, im Unterricht, in der Freizeit, im Stau, im Bus oder während eines langweiligen Vortrags. Wann immer Sie spüren, daß Sie müde werden, Ihre Konzentration nachläßt oder ein Gefühl der Langeweile oder Unlust in Ihnen aufkommt, schalten Sie 90 Sekunden ab, und schon sind Sie wieder frisch und wach.

Ich selbst wende diese Übungen in meinem Privatleben ebenso an wie bei Seminaren und Vorträgen oder als festes Ritual bei Schülern und Studenten zu Beginn und am Ende jeder Stunde sowie alle 20 bis 25 Minuten im Unterricht. Sie werden sicherlich eine ganze Menge eigener Ideen haben, wie Sie die Übungen in Ihren Tagesablauf einbauen können.

Als «Klangtapete», das heißt als Hintergrundmusik spiele ich meist beruhigende Musik, die die Aufnahmebereitschaft und Entspannungsfähigkeit fördert und einen Motivationsrahmen für die Entspannungsminuten erzeugt.

Das Schöne an der 90-Sekunden-Pause ist, daß Sie lernen, sich selbst zu steuern und Ihre Kräfte bestmöglich einzusetzen. Sie allein sind Ihr Manager, Trainer und Lehrer. Sie lenken und verstärken Ihr persönliches Energiepotential. Haben Sie dabei Vertrauen zu sich selbst. Ihr innerer Lehrer wählt für Sie die Übungen aus, die Ihnen guttun werden.

Mein Vorschlag: Schlagen Sie mit geschlossenen Augen eine Seite im Buch auf, tippen Sie mit dem Finger darauf, und beginnen Sie mit der entsprechenden Übung.

Je mehr Methoden Sie kennenlernen, desto gezielter werden Sie sich Übungen aussuchen können, die Sie jeweils brauchen. Setzen Sie sie auch als Kommunikationsspiele mit anderen ein, um das Nervensystem von Zeit zu Zeit auf Ruhe, Entspannung, Stille, Freude oder Humor zu programmieren.

Und nun geht's los. Viel Spaß!

Das Lachen, das du aussendest,
kommt tausendfach zurück.

Chinesische Weisheit

Power-Fit II: Stretching
Den Körper dehnen … mit einem Lächeln

Dehn- und Streckübungen kann man gar nicht häufig genug machen, um Knochen und Muskeln fit zu erhalten. Besonders die Wirbelsäule sackt im Laufe des Tages zusammen. Wußten Sie, daß Sie morgens bis zu zwei Zentimeter länger sind als abends? Messen Sie sich probeweise einmal.

Nach einer gründlichen Streckübung können Sie verlorene «Größe» zurückgewinnen. Und wenn Sie im Laufe des Tages immer wieder an Ihre Wirbelsäule denken, sich vorstellen, an Ihrem oberen Hinterkopf sei ein Faden befestigt und der ziehe Sie langsam in die Höhe, während Sie ihm mit winzigen kreisenden Räkelbewegungen folgen, dann beugen Sie effektiv altersbedingten Wirbelsäulen- und Bandscheibenschäden vor.

Stretching macht leistungsfähig, weswegen es auch eine gute Vorbereitung für andere sportliche Tätigkeiten ist, etwa vor einer Jogging-Runde. Durch eine behutsame Muskeldehnung wird die Durchblutung gesteigert, der Organismus erwärmt und Ihre Muskelbeweglichkeit erhöht. Außerdem verhelfen Dehnübungen zu einem vertieften Körpergefühl.

Wichtiger Hinweis zu allen Fitness-Übungen:
Bitte achten Sie auf Isometrie, d. h. üben Sie nicht einseitig, sondern immer ausgeglichen: Haben Sie das rechte Bein gedehnt, so kommt anschließend das linke dran. Wenn Sie den Oberkörper links herum drehen, so sollte anschließend die Drehung rechts herum folgen. Eine solche Gleichmäßigkeit bei den Übungen verhindert einseitige Belastungen und dadurch bedingten Verschleiß.

Bevor Sie die nachfolgenden Körperdehnübungen machen, empfehle ich Ihnen ein Warming-up, bei dem Sie Ihren Körper durch An- und Entspannung «aufwärmen» und so auf die Strekkung vorbereiten. Und vergessen Sie Ihr Lächeln nicht …

Warming-up I

(Zur Einstimmung und Aufwärmung): Abbildung 6

Sie stehen aufrecht und schütteln den Körper einige Male kräftig durch, wobei Sie locker ein- und ausatmen.

Mit der Einatmung spannen Sie nun ungefähr sieben Sekunden lang alle Muskeln fest an.

Dann atmen Sie wieder aus und lassen los. Ihre Muskeln entspannen sich.

Falls Ihnen die Übung «Schwer wie ein Stein – leicht wie eine Feder» gut gefallen hat, können Sie sie ebenfalls als Aufwärm- und Einstimmungsübung verwenden.

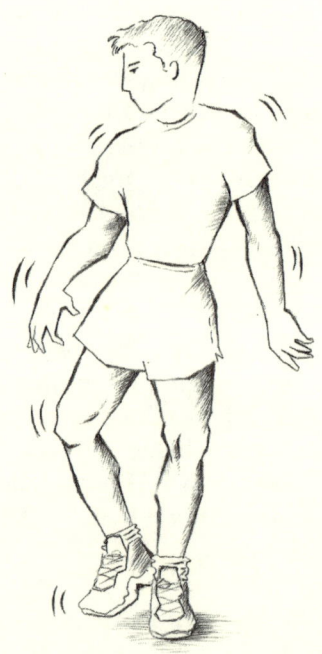

*Abb. 6: Auch 90-Sekunden-Gymnastik beginnt
mit einer kurzen Aufwärmung.*

Beinbeuger

(Dehnung der hinteren Oberschenkelmuskulatur)

Stellen Sie sich vor einen Stuhl oder eine Bank, und legen Sie das linke Bein mit der Ferse darauf.

Die Hände stützen Sie locker auf die Hüfte, die Kniegelenke sind nicht völlig durchgestreckt.

Nun beugen Sie einige Male den Oberkörper nach vorn. Schaffen Sie es, mit der Nase fast das Knie zu berühren? Wenn ja, alle Achtung! Aber Vorsicht, das ist anstrengend und kein Muß.

Anschließend wechseln Sie das Bein und wiederholen die Oberkörperbeugungen.

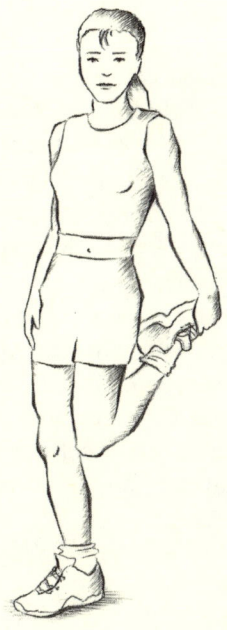

*Abb. 7: Bei der «Beinstrecker»-Übung spüren Sie
Ihre Muskeln im Oberschenkel.*

Beinstrecker

(Dehnung der vorderen Oberschenkelmuskulatur): Abbildung 7
Sie stehen locker, dabei möglichst aufrecht und gestreckt. Stellen
Sie sich vor, wie alle Muskeln und Sehnen die folgende Deh-
nung genießen werden.

Winkeln Sie nun das rechte Bein an. Umfassen Sie den rechten Fuß mit der rechten Hand, und drücken Sie ihn leicht gegen
das Gesäß.

Versuchen Sie so lange wie möglich, Ihr Gleichgewicht zu
halten und das Knie nah am Standbein zu lassen. Das Kniegelenk
des Standbeins ist nicht ganz durchgedrückt.

Spüren Sie, wie es vorn im angewinkelten Oberschenkel
zieht? Dann machen Sie die Übung richtig. Wechseln Sie nun
das Standbein, und wiederholen Sie die Übung.

Wadenfit

(Dehnung der Wadenmuskulatur)
Bei vielen Menschen sind als einzige Muskeln die Waden strapa-
ziert, dann nämlich, wenn die sportlichen Bewegungen sich auf
das Laufen beschränken. Die überbeanspruchten Wadenmuskeln
brauchen regelmäßige Dehnung:

Stellen Sie sich vor eine Wand oder einen Baum, und stützen
Sie sich mit beiden Händen ab.

Das linke Bein steht im Schrittabstand vor dem rechten. Verlagern Sie langsam das Gewicht von dem vorderen auf den hinteren Fuß, ohne die Fersen vom Boden zu heben.

Wenn Sie fünfmal das Gewicht von vorn nach hinten und
wieder zurück verlagert haben, wechseln Sie die Füße und stellen nun das rechte Bein vor. Wieder bewegen Sie sich fünfmal
langsam vor und zurück.

Wichtig: Beide Fersen müssen ständigen Bodenkontakt haben.

Armbeuger

(Dehnung des Bizeps)
Diese Übung macht Sie fit und beugt Verspannungen der Brust-
und Armmuskulatur vor.

Sie stehen in leichter Schrittstellung, das linke Bein vorn, das
rechte zurück. Die rechte Hand ist locker auf die Hüfte ge-
stützt.

Heben Sie nun den linken Arm gestreckt seitlich in Schulterhöhe. Dabei drehen Sie den Oberkörper nach rechts. Sie können die dabei entstehende Dehnung verstärken, indem Sie den
gestreckten Arm leicht nach hinten drücken.

Wiederholen Sie die Dehnung fünfmal, halten Sie den leicht
nach hinten ausgestreckten Arm in unterschiedlicher Griffhöhe.
Dadurch stretchen Sie verschiedene Teile der Brustmuskulatur.

Anschließend wiederholen Sie das Ganze mit der anderen
Seite: rechter Fuß nach vorn, rechter Arm gestreckt zur Seite,
dehnen und dabei den Oberkörper nach links hinten drehen.

Diese Übung gibt Ihnen ein wohliges entspanntes Körpergefühl.

Armstrecker

(Dehnung des Trizeps und des Schultergürtels)
Nach dem Bizeps nun der Trizeps (sogenannter «Ellbogen-
strecker»):

Sie stehen aufrecht mit gestreckter Wirbelsäule (kein Hohlkreuz) und heben die Arme. Legen Sie die rechte Hand hinter
dem Kopf auf Ihre Schultermitte. Zur Verstärkung der Dehnung
umfassen Sie mit der linken Hand den rechten Ellbogen und
ziehen ihn vorsichtig nach hinten.

Machen Sie diese Übung zwischen drei- und fünfmal. Dann
wechseln Sie die Seite: rechte Hand hinter dem Kopf auf die
Schulter, mit der linken leicht nach hinten drücken.

Wichtig: Achten Sie darauf, daß der Kopf gerade bleibt und Sie
nicht den Oberkörper vorbeugen.

Für geschmeidige Oberschenkel

(Dehnung der Abduktoren)

Setzen Sie sich auf den Boden, und legen Sie die Fußsohlen vor sich aneinander. Der Rücken bleibt gerade.

Ihre Unterarme liegen auf den Unterschenkeln und drücken die Knie leicht nach unten.

Sie können die Intensität dieser Übung durch den Druck auf die Beine dosieren oder durch den Abstand der Füße zum Körper. Je näher Sie diese zu sich heranziehen, desto stärker dehnen Sie Ihre Abduktoren, d. h. die inneren Oberschenkelmuskeln.

Aber Vorsicht: Seien Sie anfangs nicht zu ehrgeizig. Wirkungsvoll ist die Übung nur, wenn Sie die Muskeln allmählich in die Länge dehnen.

*Unsere größten Erlebnisse sind nicht unsere lautesten,
sondern unsere stillsten Stunden.*

Jean Paul

2
90 Sekunden «InnerTraining»

Die Zeit läuft uns davon.
Wann laufen wir davon?
Wann bekommen wir
endlich «hetzefrei»?

Volker Karrer

Muskeln und Sehnen sind nun warm und gedehnt, Ihr Körper ist wunderbar vorbereitet für die nun folgenden Übungen des «InnerTraining», bei dem Sie sich ohne Anstrengung entspannen und Ihre Leistungsfähigkeit spielerisch steigern.

Bevor Sie sich auf die Reise ins Land des inneren Wohlbefindens begeben, lesen Sie noch einige hilfreiche Tips zur wirkungsvollsten Anwendung der Übungen zum «InnerTraining», den Kurzzeitübungen mit Langzeitwirkung.

Wie Sie «InnerTraining» optimal anwenden

- Die «InnerTraining»-Übungen für Ihr persönliches Wohlbefinden dauern jeweils etwa 90 Sekunden, es darf natürlich auch länger sein.

- Kombinieren Sie am Anfang drei bis vier Übungen täglich, und steigern Sie die Anzahl langsam.

- Die Atmung ist bei allen Übungen ruhig, entspannt und fließend. Manchmal soll sie nach der Entspannungsphase kräftig sein, um eine vitalisierende Wirkung zu haben.

- Spüren Sie nach jeder Aktivität in sich hinein. Wo sind Ver-

spannungen, und wie fühlen sich Entspannung und Wohlbefinden an?

- Achten Sie darauf, ob Ihre Haltung locker oder verkrampft ist,
und denken Sie daran zu lächeln. Lassen Sie «die Seele in der
Sonne baumeln», wie Kurt Tucholsky es nannte.

- Die Muskelanspannungsphase bei allen Übungen soll etwa
sieben Sekunden lang sein. Danach lassen Sie sich genügend
Zeit für das wohlige Gefühl der Entspannung.

- Jede Übung kann je nach Wunsch zwei- bis dreimal wiederholt werden.

- Falls es die Situation erfordert, beenden Sie die Entspannungsphase durch zwei- bis dreimaliges kräftiges Ein- und
Ausatmen. So können Sie Ihre Aufmerksamkeit wieder auf
die Erfordernisse Ihrer Alltagsumgebung richten.

- Sie sind Ihr eigener innerer Meister.

- Ihr Wohlbefinden zeigt Ihnen den Weg.

Und nun viel Spaß!

Übungen

Die erwachende Katze

Haben Sie schon einmal eine Katze beobachtet, die nach einem
Schläfchen aufwacht? Wie sie blinzelnd die Welt eine Weile durch
halbgeöffnete Augen ansieht, dann leicht den Kopf hebt, die Lip-
pen leckt und sich endlich sehr langsam und sinnlich streckt?
Seien Sie jetzt diese Katze, empfinden Sie ihren Genuß, wenn
sie sich durch eine unglaublich wohltuende Streckung von Kopf
bis zum kleinen Zeh allmählich aus dem Schlaf schält. Spüren
Sie jedem einzelnen Knochen, jedem Muskel, jeder Sehne, jeder
Faser Ihres Körpers nach, wenn Sie sich in kleinen rollenden
Bewegungen auseinanderziehen und immer länger werden.

Sinnliche Schauer laufen Ihnen dabei über den Rücken, die Sie als den Inbegriff der Lebenslust empfinden.

Vielleicht möchten Sie diese Bewegung als mächtige, vitale, aktive Streckung vollziehen, die mehr Power enthält. Dann stellen Sie sich einfach vor, Sie seien eine große Raubkatze, voller Kraft und Schönheit, gleichzeitig stark wie ein Tiger, elegant wie ein Gepard und schön wie ein Jaguar, dessen glänzendes Fell beim Strecken über die Rippenbögen gleitet.

Reiben Sie sich zum Schluß die Augen, und streichen Sie mit sinnlichen Bewegungen über Gesicht, Hals und Nacken, bevor Sie sich geschmeidig erheben und mit neuer Tatkraft Ihre Aufgaben bewältigen.

Streß abschütteln

Sie stehen aufrecht mit leicht gespreizten Beinen. Beginnen Sie den ganzen Körper, besonders Arme und Beine, zu schütteln und sich so von allen Belastungen, negativen Gedanken, Ärger und Sorgen zu befreien. Unterstützen Sie sich dabei mit kräftiger, hörbarer Ausatmung.

King Kong

Sie alle kennen den Riesenaffen King Kong aus dem gleichnamigen Film. Bei dieser Übung stehen Sie aufrecht mit leicht gespreizten Beinen, spannen alle Muskeln an und trommeln sich mit beiden Fäusten auf die Brust. Dazu stoßen Sie «Aah»- oder «Ooh»-Laute aus.

Spüren Sie Ihre Kraft und Größe, spüren Sie Ihre zunehmende Lebendigkeit.

Der Bergsteiger über dem Nebel

Stellen Sie sich hoch im Gebirge eine Nebelwand vor. Sie besteigen einen imaginären Berg, indem Sie die Hände über den Kopf heben und dabei immer höher klettern. Den Nebel ziehen Sie mit den Händen so lange nach unten, bis Sie in der Sonne auf dem Berggipfel stehen. Wie fühlt sich das an?

Der Nebel hat sich in der Zwischenzeit in Wasser verwandelt, das sich in einem klaren Bergsee gesammelt hat. Wenn Sie möchten, können Sie nach dem Abstieg einen Sprung ins erfrischende Wasser machen.

Quasimodo

Der Glöckner von Notre-Dame kann nicht anders, er zieht seine Schultern hoch. Sie hingegen stehen aufrecht, locker und entspannt.

Werden Sie einmal für wenige Sekunden zu Quasimodo: Mit der Einatmung ziehen Sie die Schultern soweit wie möglich zu den Ohren hoch und bleiben sieben Sekunden lang in dieser Haltung. Danach lassen Sie mit der Ausatmung die Schultern fallen und entspannen den gesamten Körper.

Wie haben Sie sich in der Rolle gefühlt? Kommt es gelegentlich vor, daß Sie Ihre Schultern hochziehen? Vor welchen Situationen buckeln Sie? Wovor oder vor wem wollen Sie sich schützen?

Wiederholen Sie die Übung, und konzentrieren Sie sich besonders auf die Entspannung am Schluß.

Ein Sandsack auf dem Rücken

Ein schwerer Sandsack liegt auf Ihrem Rücken und den Schultern. In ihm befinden sich all Ihre Sorgen und Ängste. Durch diese Last ist Ihre Haltung leicht gebeugt.

Sie haben die Arme vor der Brust gekreuzt. Mit einem «Hach»- oder «Hah»-Laut schleudern Sie sie ruckartig nach hinten hoch und werfen den Sandsack ab. Atmen Sie ruhig weiter, dann wiederholen Sie den Vorgang zwei- bis dreimal.

Die imaginäre Wand

Gehen Sie leicht in die Hocke, strecken Sie die Arme aus und drücken mit aller Kraft eine imaginäre Wand von sich weg. Nun breiten Sie die Arme aus und stemmen zwei Wände rechts und links von Ihnen zur Seite. Anschließend schütteln Sie kräftig die Arme aus.

Die Decke stemmen

Sie stehen mit leicht gebeugten Knien. Die Arme heben Sie über den Kopf, die Handflächen zeigen nach oben. Sie stemmen sich gegen eine imaginäre Decke oder den Himmel. Nun lassen Sie los, schütteln Arme und Körper kräftig aus und stemmen die Decke nochmals weg.

Als Alternative können Sie sich die Decke mit geballten Fäusten herunterziehen.

Atem schöpfen

Stellen Sie sich vor, Sie befinden sich bis zum Bauch in warmem Wasser. Sie stehen aufrecht und locker und fühlen sich wohl. In Ihrer Vorstellung halten Sie mit nach oben zeigenden Handflächen einen großen Ball vor dem Bauch. Mit der Einatmung heben Sie ihn langsam bis zur Brust hoch; danach drehen Sie die Handflächen nach unten und drücken den Ball mit der Ausatmung wieder bis zur Nabelgegend unter Wasser.

Wiederholen Sie den Vorgang einige Male.

«Ich bin topfit» (Energieschubübung)

Grundlage dieser Übung ist eine alte magische Aktivierungsformel, die in uns neue Energien freisetzt. Wichtig ist, daß die vier Silben von «Ich bin topfit» im gleichen Rhythmus gerufen werden, wie Sie die dazugehörigen Bewegungen machen.

Sie stehen aufrecht mit leicht angewinkelten Knien, beugen sich nach vorne und schlagen mit den Handflächen auf den Boden. Dabei rufen Sie: «Ich».

Nun richten Sie sich auf, wobei Sie sich zuerst auf die Oberschenkel («bin») und schließlich auf die Brust («top») schlagen.

Schließlich werfen Sie die Arme hoch über den Kopf («fit»). Wiederholen Sie die Übung sechs- bis siebenmal, wobei Sie immer schneller werden.

«Eeh jaa»

So bringen Sie Ihren Kreislauf in Schwung: Stellen Sie sich aufrecht hin, atmen Sie tief ein, und heben Sie dabei die Arme über den Kopf. Mit der Ausatmung gehen Sie langsam in die Hocke, senken die Arme vor dem Körper und geben dabei ein langgezogenes «eeh» von sich.

Anschließend schnellen Sie mit einem kräftigen «jaa» wieder hoch, wobei Sie die Arme über den Kopf nach oben werfen.

Wiederholen Sie diese vitalisierende Übung drei- bis viermal, und spüren Sie, wie zugleich mit neuer Energie auch die gute Laune kommt.

Der Atemstrom

Diese Übung können Sie im Sitzen, Stehen oder Liegen machen: Lassen Sie Ihren Atem fließen, und stellen Sie sich dabei vor, er sei ein breiter, gemächlicher Strom. Legen Sie die Hände auf den Bauch, so daß sie sich im Rhythmus Ihres Atems heben und senken. Dabei denken Sie an die friedlichen, grünen Uferlandschaften, die an Ihnen wie von einem breiten Strom aus vorbeiziehen.

Dirigieren

Legen Sie Ihre Lieblingsmusik auf, und dirigieren Sie diese wohlbekannte Melodie selbst. Sie kennen die Stellen, die dramatisch sind, und auch die zarten, leisen Töne.

Sie können sich aber auch nur *vorstellen*, diese Musik zu hören. Wiederum dirigieren Sie, doch diesmal möchten Sie der Melodie eigene Akzente verleihen. Sie gestalten sie entsprechend Ihrer Stimmung und Ihren Wünschen, das heißt Sie lassen sie an manchen Stellen schneller oder langsamer werden, geben ihr mehr Dynamik, Eleganz oder Zartheit. Diese Übung regt Sie körperlich wie seelisch an.

Energieklopfen

Stimulieren Sie Ihren Lymph- und Blutfluß, indem Sie mit lockeren Fäusten den ganzen Körper von unten nach oben abklopfen, zuerst die linke, dann die rechte Seite.

Spüren Sie, wie Ihre Zellen warm und wach werden?

Äpfelpflücken

Erinnern Sie sich noch an Ihre frühe Kindheit, als Sie ganz klein waren und die Welt über Ihnen noch unerreichbar groß? Versetzen Sie sich in diese Zeit zurück. Stellen Sie sich auf die Fußspitzen, strecken Sie die Arme aus, und greifen Sie nach den Dingen, an die Sie kaum heranreichten. Beispielsweise können Sie sich vorstellen, wie Sie hochhängende Äpfel pflücken wollen – und es mit einiger Anstrengung auch schaffen.

Suchen Sie nach weiteren Erinnerungen an diese Zeit. Welche Bewegungen machten Ihnen Spaß? Hampelmannspringen? Mit ausgestreckten Armen im Kreis drehen? Lassen Sie Ihrer Phantasie freien Lauf: Machen Sie die alten Übungen, und versetzen Sie sich dabei in Ihre frühkindlichen Glücksgefühle.

Der Fahrstuhl

Sie gehen in die Hocke: Der Fahrstuhl, den Sie darstellen, ist im Keller. Die Arme sind vor dem Körper ausgestreckt. Während der Fahrstuhl nach oben fährt, strecken Sie die Beine auf jedem Stockwerk etwas mehr, bis Sie, im siebten Stock angekommen, wieder mit geraden Beinen stehen.

In jedem Stockwerk verweilen Sie zwei bis drei Sekunden. Vielleicht steigt ja ein netter Mensch zu. Wenn Sie sich unterhalten wollen, bleiben Sie etwas länger auf dem betreffenden Stockwerk. Sie haben genug Phantasie für eine kleine Plauderei, auch wenn es dabei wieder vom siebten zum dritten Stockwerk hinuntergehen sollte, da Ihr Gesprächspartner dort aussteigen möchte. Im siebten Stock angekommen, schütteln Sie die Beine gut aus.

Zur Intensivierung: Halten Sie in den ausgestreckten Armen einen Stuhl, aber vermeiden Sie Überanstrengung.

Die Atempause

Legen Sie die Hände auf den Bauch, und spüren Sie, wie der Atem in Ihr Zentrum, Ihre Mitte fließt. Mit jeder Ein- und Ausatmung hebt und senkt sich der Bauch. Verfolgen Sie diese ruhige Bewegung als Beobachter: Lassen Sie sie einfach geschehen, ohne nachzuhelfen. Spüren Sie tief in sich hinein, während die Atemluft Sie anfüllt, und richten Sie Ihre Aufmerksamkeit bei der Ein- und Ausatmung sanft auf die Nasenspitze.

Der meditative Blick

Im Sitzen legen Sie die ausgestreckten Zeigefinger etwa 30 Zentimeter vor Ihren Augen aneinander. Blicken Sie auf die Fingerspitzen, und bewegen Sie die Hände langsam auseinander. Ihr Blick bleibt auf die sich nach links und rechts bewegenden Zeigefinger und die Ferne gerichtet, bis die Zeigefinger nur noch aus den Augenwinkeln zu sehen sind.

Wichtig: Der Blick geht in die Ferne, die Atmung fließt ruhig. Danach bewegen Sie die Zeigefinger langsam wieder in die Ausgangsposition zurück. Wiederholen Sie den Vorgang zwei- bis dreimal.

Blickstafette

Wenn Ihre Augen angestrengt sind, weil Sie lange am Computer gearbeitet oder konzentriert gelesen haben, verhilft die Blickstafette Ihren Augen zu Entspannung und Wohlbefinden.

Atmen Sie ruhig und gleichmäßig, und schließen Sie das linke Auge. Möglicherweise können Sie sich dabei am besten entspannen, wenn Sie es mit einer Hand abdecken. Mit dem rechten Auge fixieren Sie einen Gegenstand in Ihrer Nähe, dann wandert der Blick zu einem etwas ferneren Objekt, dann zu einem noch weiter entfernten, bis Sie schließlich in die Ferne, etwa in die Wolken hinauf sehen. Dann wandert der Blick allmählich wieder zum Ausgangspunkt in Ihrer Nähe zurück. Bei jedem Gegenstand verweilen Sie ein paar Sekunden.

Nun wechseln Sie ab, schließen das rechte Auge und sehen mit dem linken nacheinander die verschiedenen Gegenstände an, wobei Ihr Blick wieder vom nahen in den fernen Bereich und schließlich über dieselben Etappen zurückwandert.

Zum Schluß schließen Sie beide Augen, reiben sie sanft, öffnen sie und spüren die Entspannung.

Augenkinder

Die Augen spielen zur Entspannung «große Pause». Lassen Sie sie erst toben, dann wieder ruhig werden; mal schnell, mal langsam; im Kreis, im Viereck und Dreieck; wild oder beschaulich, aber immer fröhlich. Lassen Sie sie einfach umherlaufen. Lösen Sie sich von der Idee, etwas Bestimmtes sehen zu wollen.

Schließen Sie die Augen jetzt sanft, und seien Sie einige Augenblicke ganz für sich. Wenn Sie Lust haben, können Sie danach bereits die Aufgaben, die auf Sie warten, visualisieren. Dann öffnen Sie die Augen und machen mit frischer Energie weiter.

Regentropfenmassage

Stellen Sie sich vor, daß Regentropfen sanft auf Ihr Gesicht fallen: Klopfen Sie mit den Fingerkuppen leicht oder etwas fester auf Ihr Gesicht, den Kopf, den Nacken und die Schultern. Gelegentliche Hagelschauer sind erlaubt, wenn Ihnen danach zumute ist. Das Kinn lassen Sie dabei entspannt fallen.

Sich verwöhnen mit einer Selbstmassage

Ziehen Sie Schuhe und Strümpfe aus, und massieren Sie Ihren rechten Fuß. Kneten, drücken, zupfen und streicheln Sie ihn gründlich, die Fußsohle ebenso wie den Rist und die einzelnen Zehen. Nehmen Sie den Unterschied zu dem anderen Fuß wahr. Dann wechseln Sie, und verwöhnen auch diesen.

Wenn Sie auf den Geschmack gekommen sind und noch etwas Zeit zum Selbstverwöhnen haben, fahren Sie mit der Massage fort, indem Sie den Körper aufwärts wandern: Massieren Sie die Waden, Oberschenkel, Po, Bauch, Brust, Hände und Arme, wobei Sie sich natürlich noch weiterer Kleidungsstücke entledigen können, um während der Massage den Hautkontakt zu genießen.

Vital-Gesichtsmaske

Legen Sie die Handflächen auf den Bauch, und spüren Sie Ihrem Atem nach. Allmählich laden Sie sich mit wärmender Energie auf. Nun erfrischen Sie Ihr Gesicht, indem Sie es mit den warmen Handflächen ganz zart berühren. Das fühlt sich so an, als hätten Sie eine Gesichtsmaske aufgelegt, von der eine wohltuende, vitalisierende Energie ausgeht.

Nach einiger Zeit streichen Sie diese Maske mit den Händen langsam von der Gesichtsmitte nach außen ab. Lächeln Sie sich anschließend im Spiegel an, und freuen Sie sich über Ihre neu gewonnene Frische.

Der Baum

Wie ein Baum stehen Sie barfuß da, mit tief in den Boden reichenden Wurzeln. Durch sie ziehen Sie Kraft aus der Erde. Ihre Knie sind leicht gebeugt. Verlagern Sie langsam und spielerisch Ihr Gewicht von einem Fuß auf den anderen. Ihre Arme sind zu Ästen geworden, die Sie über dem Kopf im Wind schaukeln lassen.

Plötzlich kommt ein Sturm auf, der die Äste wild schüttelt und rüttelt. Aber der Baum steht fest verwurzelt in der Erde, ihn kann nichts umwerfen. Sprechen oder denken Sie dabei die Affirmation: «Ich atme Kraft.»

Nach dem Sturm lassen Sie Arme und Schultern locker hängen, nun ruhen Sie ganz in sich. Dazu sprechen oder denken Sie die Affirmation: «Ich ruhe kraftvoll in mir und atme Lichtenergie.»

Zu purer Energie werden

Bei dieser Übung können Sie sitzen, stehen oder liegen. Wichtig ist, daß Sie vollkommen entspannt und locker sind.

Atmen Sie mehrmals tief ein und aus. Dann spannen Sie mit einer langsamen Einatmung Füße, Waden, Oberschenkel, Gesäß, Bauch, Brust, Rücken, Arme und Hände – Ihre gesamte Muskulatur – an. Halten Sie nun etwa sieben Sekunden lang sowohl die Atmung als auch Ihre Anspannung. In diesem Zustand sind Sie pure Energie. Dann atmen Sie langsam aus, wobei sich alle Muskeln Ihres Körpers wieder entspannen.

Wiederholen Sie diesen Vorgang einige Male.

Reise nach innen

Spüren Sie intuitiv in sich hinein, und strecken, dehnen oder bewegen Sie sich, gerade so, wie es Ihnen gefällt. Ihr Körper weiß genau, was ihm Wohlbefinden bereitet. Lassen Sie sich auf die Entdeckungsreise ein. Die Atmung fließt ungestört, ganz von selbst.

Gesichtsgymnastik

Für gesundes, strahlendes Aussehen ist Gesichtsgymnastik ein unentbehrlicher Bestandteil Ihres «Inner Trainings».

Bewegen Sie die offenen oder geschlossenen Augen nach links und rechts, nach oben und unten. Danach schielen Sie auf die Nase, lassen den Unterkiefer hängen und schneiden wilde Grimassen: lächeln, schauen böse oder gelangweilt, drücken Wut aus oder signalisieren Interesse. Der Phantasie sind keine Grenzen gesetzt. Anschließend massieren Sie mit den Händen sanft das Gesicht.

Das energetische Gummiband

Reiben Sie sich die Hände, bis sie warm sind. Dann legen Sie die Handflächen 30 Zentimeter vor Ihrem Gesicht wie zum Gebet zusammen. Stellen Sie sich ein Gummiband vor, das um Ihre Hände gelegt ist. Ziehen Sie die Hände und das imaginäre

Gummiband langsam auseinander, und spüren Sie das Kribbeln der Energie zwischen den Handflächen. Wie weit können Sie die Hände voneinander entfernen und doch noch etwas spüren? Dann nähern sich die Handflächen wieder, bevor sie sich erneut voneinander entfernen.

Sieben positive Eigenschaften

Denken Sie an sieben Ihrer positiven Eigenschaften. Schreiben Sie sie auf, oder sprechen Sie sie laut aus. Manchmal ist das gar nicht so einfach! Formulieren Sie mit diesen sieben positiven Eigenschaften magische Formeln. Dabei benutzen Sie immer die Gegenwartsform, also zum Beispiel: «Ich bin stark und voller Gelassenheit.» Oder: «Ich vertraue meinen inneren Kräften bei allen wichtigen Angelegenheiten.» Oder: «Ich bin voller Energie und erreiche meine Ziele.»

Zeitjoggen

Joggen, laufen oder springen Sie 90 Sekunden lang auf der Stelle, wenn möglich mit geschlossenen Augen. Sehen Sie auf die Uhr, und fangen Sie an. Hören Sie erst auf, wenn Sie glauben, daß 90 Sekunden vorbei sind.

Um wie viele Sekunden haben Sie sich verschätzt? Dehnen Sie die Übung auf zwei oder mehr Minuten aus. Und laufen Sie vorsichtig mit geschlossenen Augen, da man anfangs leicht die Orientierung verlieren kann.

Schildkröte

Versetzen Sie sich in eine Schildkröte. Sie bewegen sich ganz langsam. Auch Ihr Blick und Ihre Gedanken sind auf dieses Zeitlupentempo programmiert. Können Sie Veränderungen in sich und in Ihrer Beziehung zur Welt wahrnehmen?

Sonne und Licht

Sie stehen aufrecht mit leicht gespreizten Beinen, locker in den Hüften und die Knie etwas gebeugt. Mit der Einatmung führen

Sie langsam die Arme seitlich über den Kopf. Die Handflächen strecken sich der Sonne entgegen und nehmen Lichtenergie und vitalisierende Wärme auf. Bleiben Sie einige Augenblicke so stehen und atmen ruhig. Spüren Sie die Energie.

Mit der Ausatmung führen Sie in einem großen Bogen die Arme mit den Handflächen nach unten seitlich wieder an den Körper.

Zum Schluß lassen Sie die Arme entspannt hängen und fühlen in sich hinein. Zwei- bis dreimal wiederholen Sie die Übung.

Der Schneemann
In Ihrer Phantasie sind Sie zu einem Schneemann geworden. Wie fühlt sich das an? Riecht, schmeckt, hört oder sieht er etwas in der Winterlandschaft, in der er mit ausgestreckten Armen steht? Die Sonne kommt und läßt ihn ganz langsam zusammenschmelzen. Am späten Nachmittag aber schneit es wieder und wird kälter. Kinder kommen und bauen den Schneemann erneut auf. Stolz lächelnd steht er die ganze Nacht aufrecht.

Am Morgen steigt die Sonne wieder auf, am Nachmittag kommen mit dem einsetzenden Schneefall auch die Kinder.

Drei Tage und drei Nächte lang wiederholt sich dieser Rhythmus. Dann wird die Sonnenenergie zu stark, und der Schneemann schmilzt völlig zusammen.

Der Storchenstand
Sie stehen aufrecht, mit dem Rücken zur Wand. Umfassen Sie mit beiden Händen das linke Knie und ziehen es drei- bis fünfmal soweit wie möglich an die Brust heran. Danach wechseln Sie das Standbein. Probieren Sie die Übung auch mal, ohne sich gegen die Wand zu lehnen.

Überkreuz-Spaziergang
Die folgenden Vorschläge zu einem – zugegebenermaßen etwas skurrilen – «Überkreuz-Spaziergang» zielen weniger auf zügiges Vorankommen als vielmehr auf eine verbesserte Synchronisation

Ihrer beiden Gehirnhälften. Also vergessen Sie bei dieser Übung, welchen Eindruck Ihre Fortbewegungsart auf andere machen könnte, und konzentrieren Sie sich statt dessen auf die Effektivität Ihrer inneren Gehirnbahnen.

Vorschlag 1: Während Sie – auf der Stelle oder vorwärts – gehen, berühren Sie bei jedem Schritt ein Knie mit dem gegenüberliegenden Ellbogen: Sie ziehen das linke Knie hoch und berühren es mit dem rechten Ellbogen; beim nächsten Schritt kommen das rechte Knie und der linke Ellbogen zusammen.

Machen Sie sich bei diesem Spaziergang bewußt, daß Ihre beiden Gehirnhälften gleichmäßig stimuliert werden.

Vorschlag 2: Sie gehen, wie oben beschrieben. Nur schwingen Sie diesmal Ihre Arme – wechselgleich mit den Knien – hinter den Kopf. Das heißt, während Sie das linke Knie heben, bewegen Sie den rechten Arm hoch, beim nächsten Schritt umgekehrt. Atmen Sie dabei tief, und spüren Sie, wie Sie Ihren ganzen Körper mit Sauerstoff versorgen.

Vorschlag 3: Aufgepaßt, jetzt wird es etwas flotter: Schwingen Sie gleichzeitig den linken Arm und das gestreckte rechte Bein vor, dann den rechten Arm und das gestreckte linke Bein.

Marschieren Sie so eine Weile, und achten Sie darauf, ob Sie die Beine immer ein bißchen höher werfen können.

Vorschlag 4: Wenn Ihnen diese dynamischen Bewegungen nicht so liegen, üben Sie halt im Stehen weiter: Sie strecken den rechten Arm und Oberkörper weit nach vorn, während Sie das linke Bein ausgestreckt nach hinten hoch führen. Dann wechseln Sie die Seiten.

Spüren Sie bei dieser Übung die Streckung Ihres gesamten Körpers von den Fingerspitzen der vorderen Hand bis zu den Zehen des zurückgestreckten Beines.

Vorschlag 5: Auch diese Überkreuz-Übung wird auf der Stelle gemacht: Strecken Sie das rechte Bein seitlich hoch, während Sie gleichzeitig den linken Arm nach oben strecken. Dann wechseln Sie die Seiten.

Vorschlag 6: Erfinden Sie Ihre eigenen Überkreuz-Bewegungen. Ihre Phantasie ist grenzenlos. Wie wäre es, wenn Sie sich als Linkshänder mit der rechten Hand die Zähne putzen, sich kämmen oder rasieren? Oder als Rechtshänder einmal vertraute alltägliche Dinge und unbewußt gespeicherte Bewegungsabläufe mit der vernachlässigten linken Hand ausführen? Das kann spannend werden und Sie verblüffen. Auf jeden Fall erweitern Sie die Leistung Ihres Gehirns: Es lernt durch diese «Braingym»-Übungen, neue Bewegungsbahnen zu programmieren.

Psychomotorik

Die folgenden Bewegungsabläufe verlangen ebenfalls eine hohe Koordinationsleistung und deshalb Konzentration. Wie schwer oder leicht fallen sie Ihnen? Hier haben Sie eine gute Gelegenheit, Ihre Fortschritte zu überprüfen. Alle Bewegungen werden aus dem aufrechten, lockeren Stand gemacht.

Stufe 1: Ihre ausgestreckte linke Hand zeichnet vor dem Körper eine Gerade in die Luft; gleichzeitig beschreibt die rechte Hand einen Kreis.

Stufe 2: Sie führen die gleiche Bewegung durch, doch mit einer zusätzlichen Schwierigkeit: Die linke Hand wird schneller, während die rechte langsamer wird. Versuchen Sie es anschließend auch umgekehrt, lassen Sie die linke langsamer und die rechte schneller werden.

Stufe 3: Die linke Hand beschreibt einen rechten Winkel, während die andere einen Kreis in die Luft malt. Schließlich wechseln Sie wieder.

Stufe 4: Lassen Sie nun wie beim Bauchtanz die Hüften kreisen, während die linke Hand weiterhin den rechten Winkel beschreibt.

Falls Ihnen diese Bewegung auf Anhieb gelingt: herzlichen Glückwunsch! Wenn nicht, lassen Sie sich nicht entmutigen, sondern probieren Sie es weiterhin. Sie werden im Laufe der Zeit feststellen, daß Sie Ihre Bewegungen immer besser koordinieren können.

Luftmalerei

Schreiben Sie mit beiden Händen gleichzeitig in die Luft, und testen Sie, welche Richtung Ihnen leichter und welche schwerer fällt:

Zuerst schreiben Sie mit beiden Händen von links nach rechts, dann spiegelbildlich, also von rechts nach links. Schließlich schreiben Sie mit der rechten Hand nach rechts und mit der linken nach links, und dann probieren Sie es umgekehrt: mit der linken nach rechts und der rechten Hand nach links.

Sie können auch mit Buntstiften auf ein Blatt schreiben. Oder Sie malen statt Buchstaben Gegenstände. Alles ist erlaubt, Ihre Phantasie ist wieder einmal gefragt.

Zum Abschluß zeichnen Sie mehrmals mit beiden Händen eine liegende Acht.

Die (Wieder-)Entdeckung der Sinne

Sehen. Suchen Sie sich ein beliebiges Objekt – etwa ein Stück Holz, einen Stein, ein Glas oder eine Blume –, und betrachten Sie es etwa 90 Sekunden lang. Nehmen Sie Ihre Umgebung nur am Rande wahr. Ihre Aufmerksamkeit ist ausschließlich auf den gewählten Gegenstand gerichtet. Beschreiben Sie ihn: Ist er klein oder groß, bunt oder einfarbig, eckig oder rund?

Hören. Schließen Sie die Augen, und lenken Sie Ihre Aufmerksamkeit auf die Geräusche der Außenwelt. Wie ordnen Sie diese ein? Sind sie laut oder leise, hell oder tief? Was können Sie in Ihren inneren Räumen hören?

Riechen. Lassen Sie die Augen geschlossen. Gibt es etwas in der unmittelbaren Umgebung zu riechen? Etwas, das würzig oder süßlich riecht, vermodert oder frisch?

Schmecken. Sie essen oder trinken etwas mit geschlossenen Augen (auch in Ihrer Vorstellung). Können Sie verschiedene Nuancen schmecken? Bitter, süß, sauer, scharf oder salzig?

Tasten. Berühren Sie mit geschlossenen Augen verschiedene Gegenstände, etwa ein Stück Obst oder einen Teller, Holz, Metall oder Watte. Wie fühlen sie sich an? Warm oder kalt, hart oder weich, eckig oder rund?

Empfinden. Wie fühlen Sie sich im Hier und Jetzt? Wie fühlt sich wohl Ihr Partner oder Ihr Chef, die Menschen in Ihrer Familie oder ein Schmetterling auf einer Blume?

Rückenlage

Sie liegen mit angezogenen Knien entspannt auf dem Rücken, die Arme seitlich neben dem Körper. Atmen Sie ruhig und fließend. Die Rückenlage unterstützt Sie dabei, sich zu entspannen, beruhigt Geist und Seele, baut neue Energien auf und hilft gegen Schlaflosigkeit und Nervosität.

Kerze

Sie liegen mit ausgestreckten Beinen auf dem Rücken, die Arme seitlich neben dem Körper. Mit der Einatmung heben Sie langsam die gestreckten, geschlossenen Beine bis weit über den Kopf. Mit den Händen stützen Sie Ihre Taille und strecken mit der Ausatmung die Beine kerzengerade in die Luft. In dieser Haltung atmen Sie dreimal ruhig und entspannt. Dann kehren Sie mit der Ausatmung langsam und vorsichtig in die Ausgangslage zurück.

Die Kerze verbessert die Gehirndurchblutung, wirkt ausgleichend auf das Zentralnervensystem, hilft bei müden Beinen und Nervenleiden, beeinflußt den gesamten Organismus positiv und entspannt den ganzen Körper.

Dreieck: Abbildung 8

Mit der Dreiecks-Übung tun Sie gleichzeitig etwas für Gesundheit und Schönheit: Sie lindern Rückenschmerzen, lockern Ihre Hüfte, und Sie sorgen für eine schlanke Taille und stramme Schenkel- und Beinmuskeln.

Stellen Sie sich mit gegrätschten Beinen hin, und beugen Sie den Oberkörper mit einer Ausatmung langsam nach rechts. Die rechte Hand berührt das rechte Bein außen, während der linke Arm nach oben gestreckt ist und so eine Linie mit dem rechten Arm bildet. Drehen Sie den Kopf zur linken Hand. Mit einer

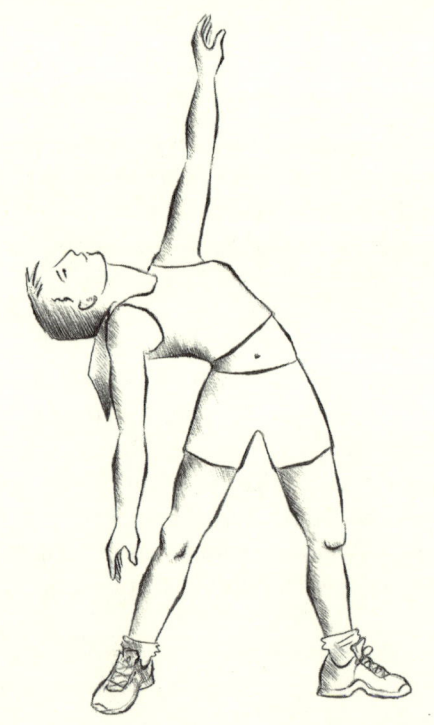

Abb. 8: Gesund und schön mit dem «Dreieck»

Einatmung richten Sie sich langsam auf. Nun wiederholen Sie die Übung zur anderen Seite.

Tapferkeitsstellung: Abbildung 9
Wenn Sie merken, daß Sie sich auf Ihre Arbeit nicht mehr konzentrieren können, ist die Tapferkeitsstellung genau die richtige Übung, mit der Sie innerhalb von 90 Sekunden nicht nur Ihre Geisteskraft erneut sammeln, sondern auch die Atmung unterstützen sowie den gesamten Körper kräftigen können.

Grätschen Sie das rechte Bein nach vorn. Es ist leicht gebeugt. Das hintere linke Bein bleibt gestreckt. Legen Sie die Hände vor sich wie zum Gebet aneinander. Während Sie einatmen, führen Sie sie vor der Brust nach oben und weit über den Kopf nach

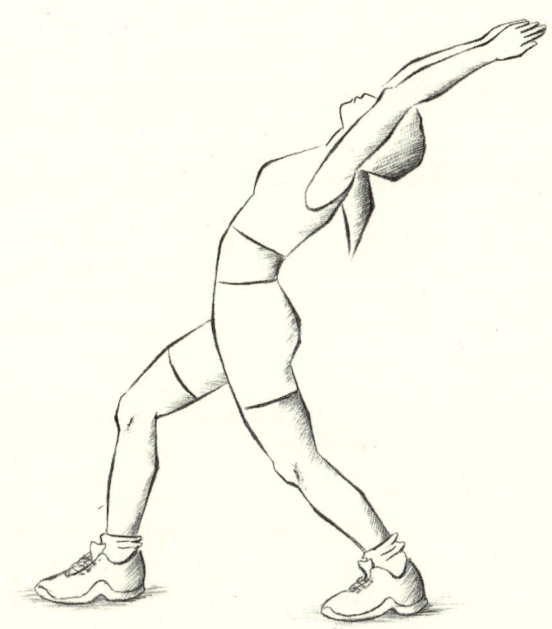

Abb. 9: Mit der Tapferkeitsstellung die Konzentration stärken

hinten, bis Sie im Hohlkreuz stehen. Hier halten Sie die Luft an, solange es angenehm ist. Schließlich bewegen Sie sich mit einer Ausatmung in die Ausgangsstellung zurück. Dann wechseln Sie den Fuß und wiederholen die Übung.

90-Sekunden-Meditationen

Betrachten Sie einmal Ihren gesamten Alltag als Übung. Machen Sie ihn zur Meditation, indem Sie zwischendurch immer wieder 90 Sekunden lang innehalten.

Morgen-Meditation. Strecken und dehnen Sie sich im Bett wie eine Katze. Atmen Sie einige Male kräftig ein und aus, und freuen Sie sich auf den Tag.

Zwischendurch-Meditation. Lassen Sie sich einige Male während des Tages, im Sitzen oder Stehen, von der Ein- und Ausatmung mit Energie durchströmen. Schließen Sie die Augen, und stellen Sie sich vor, wie Sie mit jedem Atemzug Licht und Energie aufnehmen und durch den ganzen Körper senden. Beim Ausatmen verlassen Sie alle unangenehmen Gefühle und Gedanken.

Bewegungs-Meditation. Laufen, gehen, tanzen Sie, oder treiben Sie Sport. Ganz gleich, was Sie tun, machen Sie es ohne Anstrengung, ohne Ziel, nur mit Freude an der Bewegung.

Arbeits-Meditation. Beobachten Sie alle Ihre beruflichen Tätigkeiten mit entspannter Atmung, ohne irgend etwas in irgendeiner Weise zu bewerten.

Wut-Meditation. Schreien oder schlagen Sie auf ein Kissen ein, und schauen Sie sich dabei urteilsfrei zu. Sie werden sich anschließend freier fühlen.

Stop-Meditation. Mitten in einer Bewegung oder einem Gedankengang halten Sie plötzlich inne und sind für einige Augenblicke nur für sich da. Unterbrechen Sie so mehrmals am Tag Ihre Alltagsroutine. Beobachten Sie dabei nur das Fließen Ihrer Atmung.

Müßiggang-Meditation. Genießen Sie jeden Augenblick einer bestimmten Tätigkeit, etwa der Zubereitung einer Tasse Tee: vom Wasseraufsetzen bis zum letzten Schluck. Oder tun Sie einfach gar nichts. Schauen Sie den Wolken zu, oder hören Sie auf die Sie umgebenden Geräusche. Einfach loslassen ...

Schreib-Meditation. Schreiben Sie auf, was Sie beschäftigt: Negative Aufzeichnungen verbrennen Sie hinterher, positive Äußerungen oder Wünsche tragen Sie bei sich.

Mitgefühl-Meditation. Wenn Sie stark genug sind, fühlen Sie mit Ihrem Nachbarn, Ihrem Partner oder Ihrer Familie, und lassen Sie Ihren Mitmenschen – gegebenenfalls – positive Energie durch die Kraft Ihrer Gedanken oder Ihrer Taten zukommen.

Musik-Meditation. Hören Sie ruhige, entspannende Musik, und lassen Sie sich von Ihren Empfindungen davontragen.

Achtsamkeits-Meditation. Seien Sie bei allem, was Sie tun, achtsam und bewußt. So wird der Alltag zur Übung ... wird zur Meditation ... ist Meditation.

Pendelatmung

Die Pendelatmung hilft Ihnen, die Tiefen Ihres Körpers mit gleichmäßigem Atem zu erfüllen. Zuvor entspannen Sie sich auf eine Art, die sich bei Ihnen als angenehm und wirkungsvoll erwiesen hat. Beispielsweise können Sie während einer Einatmung alle Muskeln Ihres Körpers gleichzeitig anspannen, die Spannung fünf bis sieben Sekunden halten und dann mit einer tiefen Ausatmung wieder loslassen.

Nun stellen Sie sich ein Pendel vor, das vor Ihren (geschlossenen) Augen hin- und herschwingt. Hin und her. Hin und her. Folgen Sie mit Ihrem Atem der Schwingung des Pendels. Ihre Atemzüge werden immer ruhiger und gleichmäßiger, bis Sie selbst den Pendelrhythmus angenommen haben, weit und schwingend geworden sind.

Wenn Ihr Atem noch zu flach ist und nicht bis in den Beckenboden vordringt, stellen Sie sich ein größeres, schwereres Pendel vor, das langsamer und tiefer schwingt.

Adler sein: Abbildung 10
Diese Übung verbindet Phantasie mit einem starken Körpergefühl. Sie sorgt für Entspannung und gute Laune.

Stellen Sie sich, möglichst ohne Schuhe, aufrecht hin, und breiten Sie die Arme seitlich aus, als wären es kräftige Flügelschwingen. Die Handflächen sind nach unten gerichtet.

Strecken Sie sich ein wenig, und schwingen Sie nun mit den Armen locker und anmutig auf und ab. Sie sind ein wunderschöner großer Vogel, der kraftvoll über eine märchenhafte Berglandschaft kreist. Der Wind trägt Sie mit sich, und Sie erleben höchste Glücksgefühle.

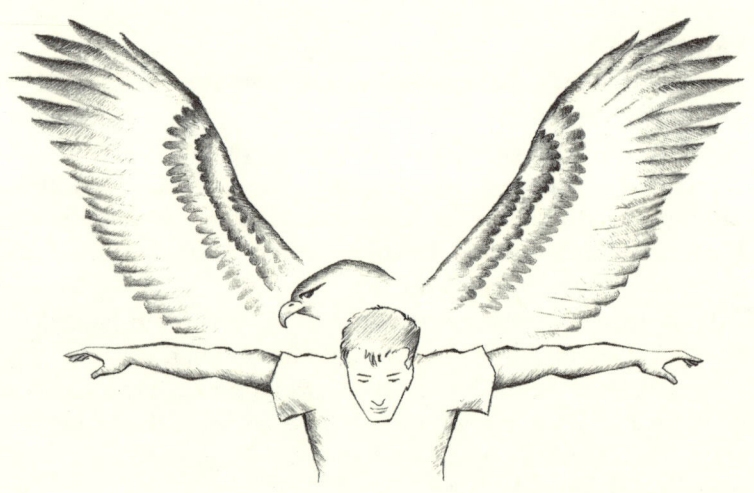

Abb. 10: Fliegen – ein uralter Menschheitstraum

Sieben Schritte zur Turbo-Entspannung

Wenn Sie das Gefühl haben, unter schwer erträglicher Anspannung zu stehen, sich aber noch nicht einer Feierabendentspannung hingeben können, hilft Ihnen das folgende sehr wirkungsvolle Kurzprogramm zur schnellen Entspannung. Sie können es im Liegen oder Sitzen ausführen.

1. Verschränken Sie die Hände hinter dem Kopf, und drücken Sie die Ellbogen weit nach hinten.
2. Strecken Sie die Beine aus, und spannen Sie gleichzeitig alle Muskeln fest an. Die Zehenspitzen zeigen nach vorn.
3. Spannen Sie die Bauchmuskeln stark an, und spüren Sie ihre Kraft. Halten Sie die Luft an, und zählen Sie bis sieben.
4. Während Sie sanft ausatmen, lockern sich all Ihre Muskeln.
5. Fühlen Sie dieser wohltuenden Entspannung nach.
6. Strecken und dehnen Sie sich wie ein Katze nach dem Mittagsschlaf, und gähnen Sie dabei ausgiebig.
7. Nun verwandelt sich die Katze in ein dynamisches Raubtier. Sprechen oder denken Sie die Affirmation: «Ich bin voller Energie, konzentriert und gelassen!»

Entstressung, wenn's drauf ankommt

Sie haben einen wichtigen Termin vor sich, der Ihnen schon seit Wochen Sorgen macht. Oder Sie stehen vor einem sportlichen Wettkampf, bei dem es darum geht, daß Sie in die nächste Runde kommen. Oder Sie brauchen dringend neue Energien und wissen nicht, wie Sie ganz schnell fit werden können. In solchen Fällen vermindern Sie Ihren Streß durch den bewußten Wechsel zwischen An- und Entspannung, der Ihnen gleichzeitig einen Vitalitätsschub gibt: Führen Sie den nachfolgend beschriebenen Übungsablauf im Sitzen aus.

Ballen Sie Ihre Hände zu Fäusten, und halten Sie die Spannung sieben Sekunden. Dann lassen Sie langsam los und entspannen die Hände vollständig, wobei Sie alle Finger einzeln bewegen.

Beugen Sie die Arme, und halten Sie die Spannung in ihren Innenseiten sieben Sekunden. Dann lassen Sie los und konzentrieren sich auf den Übergang von der An- zur Entspannung.

Strecken Sie die Arme, und halten Sie die Spannung in ihren Rückseiten sieben Sekunden. Nun lassen Sie los und spüren die Entspannung.

Ziehen Sie die Augenbrauen hoch, und legen Sie Ihre Stirn in waagerechte Falten. Halten Sie die Spannung sieben Sekunden, dann entspannen Sie die Stirn wieder.

Nun ziehen Sie die Augenbrauen zusammen und legen Ihre Stirn in senkrechte Falten. Halten Sie die Spannung im Gesicht sieben Sekunden, bevor Sie wieder loslassen.

Verziehen Sie Ihre Stirn so, daß gleichzeitig waagerechte und senkrechte Falten entstehen. Halten Sie die Spannung sieben Sekunden, und lockern Sie Ihre Gesichtsmuskeln wieder.

Kneifen Sie die Augen zusammen, und ziehen Sie dabei die Mundwinkel bis zu den Ohren. Die Zähne liegen locker aufeinander, die Lippen sind leicht geöffnet. Halten Sie die Anspannung sieben Sekunden, dann lassen Sie wieder los.

Heben Sie Ihr rechtes Bein an, so daß es ungefähr 30 Zentimeter vom Boden entfernt ist. Bleiben Sie sieben Sekunden in dieser Position. Dann wechseln Sie und heben das linke Bein 30 Zentimeter hoch. Nach sieben Sekunden heben Sie zusätzlich das rechte Bein an und halten nun beide Beine weitere sieben Sekunden hoch. Schließlich setzen Sie sie ab und genießen die Entspannung, die sich in Ihnen breitmacht.

Beenden Sie die Übung, indem Sie mehrmals kräftig ein- und ausatmen und sich dabei gründlich strecken und dehnen.

Die Magie der Sinne

Während der ganzen Übung sehen Sie mit geschlossenen Augen auf eine imaginäre Leinwand. Die Atmung ist ruhig und fließend. Lenken Sie Ihre Aufmerksamkeit auf das linke Auge und projizieren damit einen Film oder ein Dia auf die Leinwand. Was sehen Sie?

Stufe 1. Vielleicht sehen Sie Ihren Urlaubsort oder einen Ihnen nahestehenden Menschen, ein Stück Kuchen oder eine Blume. Richten Sie nun Ihre Aufmerksamkeit auf das rechte Auge. Was sehen Sie hier auf der inneren Leinwand?

Das linke Auge projiziert nun das Bild eines fließenden Stroms, auf dem Sie sicher und ruhig auf einem Floß dahintreiben. Die Sonne ist angenehm warm. Ihr Atem fließt gleichmäßig, Sie riechen die frische Luft, fühlen das erfrischende Wasser und beißen in eine exotische Frucht.

Mit dem rechten Auge sehen Sie einen Film, in dem Sie sich zwei bis drei Minuten im Spiegel anlächeln. Der Spiegel befindet sich allerdings unter Ihrem Schreibtisch, da Sie diese Übung heimlich machen wollen. Ihr Vorgesetzter, der sonst so strenge Chef, läuft mit einem Strauß Gänseblümchen vorbei und bietet Ihnen ein Glas Lebertran an, während der Kollege am Nachbartisch «La Paloma» singt und den Computer bearbeitet.

Mit dem linken Auge sehen Sie nun, wie sich die ganze Firmenbelegschaft mit Überkreuz-Spaziergängen auf einer Wiese bewegt. Die Vorgesetzten allerdings – wie fast immer hektisch – springen als Grashüpfer herum und lachen, da sie sich ständig mit übertriebenen Lobeshymnen gegenseitig auf den Arm nehmen.

Stufe 2. Das rechte Auge zeigt Ihren Lieblingsfilm. Welcher ist das? Wie fühlen Sie sich in der Hauptrolle? Sie beobachten, wie ein langgehegter Wunsch in Erfüllung geht. Vielleicht haben Sie Ihre Idealfigur erreicht oder im Sport hervorragende Leistungen vollbracht. Sie fühlen und bewegen sich elegant und geschmeidig, Ihr Gesichtsausdruck ist optimistisch, gewinnend, Ihre Ausstrahlung herzlich. Ihre Arbeit macht Ihnen genausoviel Freude wie Ihr Lieblingsessen, das Sie jetzt sogar riechen können. Ihre Lieblingsmelodie erklingt – kurzum, es geht Ihnen gut.

Das linke Auge spielt Ihnen vor, wie dieses Ziel erreicht wurde: Sie sehen sich zu, wie Sie «InnerTraining»-Übungen ausführen und sich durch An- und Entspannungsmethoden fit machen. Sie fühlen sich offensichtlich wohl. Zur Streß-Verminderung genehmigen Sie sich 90 Sekunden Pause, in denen Sie entspannt ein paar Atemübungen ausführen.

Stufe 3. Auf dieser Ebene sind nun alle bisher vorgestellten Übungen als reine Visualisierungsübungen anwendbar.

Versuchen Sie dabei, sich aus verschiedenen Blickwinkeln zu sehen. Wenn Sie zum Beispiel vor Ihrem geistigen Auge den Überkreuz-Spaziergang üben, sehen Sie, wie Ihr linkes Knie und Ihr rechter Arm in der Mitte Ihres Blickfeldes auftauchen. Sie können diese Übung aber auch so visualisieren, daß Sie sich gleichsam von außen – wie ein Beobachter – sehen.

Und denken Sie daran: Der Körper hat Grenzen, der Geist aber ist unbegrenzt. Wenn Ihnen die Ausführung einer Übung Schwierigkeiten bereitet – Sie vielleicht die Balance verlieren –, können Sie das korrigieren, indem Sie visualisieren, wie Ihnen die Übung perfekt gelingt. Das wirkt sich positiv auf Ihr körperliches Gleichgewicht aus.

Zum Abschluß dieses bewegten Phantasieausflugs reiben Sie sich einige Augenblicke lang die Augen und atmen kräftig ein und aus. Wachen oder träumen Sie, oder geschieht womöglich beides gleichzeitig?

«*Die Menschen haben keine Zeit mehr,*
irgend etwas kennenzulernen.
Sie kaufen sich alles fertig in den Geschäften»,
sagte das kluge Füchslein zum kleinen Prinzen.

Saint-Exupéry

Power-Fit III:
Muskelaufbautraining für den Oberkörper

Nun wieder ein Einschub zur körperlichen Fitness, und zwar für erste Fortgeschrittene, Ehrgeizige und alle, die Spaß am eigenen Körper haben. Natürlich können auch die in diesem Kapitel aufgeführten Übungen von jedem durchgeführt werden. Doch sollten Sie wissen, daß Sie nur dann das angestrebte Ziel – den Aufbau Ihrer Oberkörpermuskulatur – erreichen, wenn Sie die Übungen nicht lässig, sondern kraftvoll und dynamisch angehen.

Jede der im folgenden beschriebenen Übungen sollte sieben- bis achtmal durchgeführt werden. Sie können sie überall machen und brauchen keine Geräte dazu – außer zwei beliebigen Gegenständen, die Sie als Gewicht in Ihren Händen halten. Das können Äpfel sein – eignen sich hervorragend als Belohnung nach dem Training! – oder Bücher, Bälle, Tassen …

Übrigens, wenn Sie gleichzeitig lächeln, tun Sie nicht nur etwas für Ihren Körper, sondern auch für die Seele.

Warming-up II
Heben Sie die Arme, und pressen Sie die Handflächen in Augenhöhe fest gegeneinander.

Halten Sie die Spannung fünf Sekunden, dann lassen Sie wieder los.

Diese Aufwärmübung ist gleichzeitig eine ausgezeichnete Gelegenheit, den Busen zu straffen.

Unterarmpumpe
Sie stehen locker mit leicht gespreizten Beinen und atmen mehrmals tief durch.

Nun spannen Sie Ihre Arm- und Brustmuskeln an und «pumpen» die Unterarme langsam und konzentriert hoch. Die Handflächen sind nach oben gerichtet.

Wenn die Arme in einem Winkel von 90 Grad gebeugt sind,

bewegen Sie die Unterarme langsam und mit der gleichen Kraftanstrengung wieder zurück.

Strecken Sie sie unten nicht durch, sondern halten Sie die Spannung und wiederholen die Übung.

Bizepstraining: Abbildung 11

Sie stehen aufrecht und entspannt und atmen mehrmals tief ein und aus.

Breiten Sie die Arme seitlich aus, ohne sie völlig zu strecken.

Heben Sie die Arme mit Kraftanstrengung bis über Ihren Kopf, und senken Sie sie anschließend mit der gleichen Muskelanspannung.

Merken Sie, wie anstrengend diese einfache Bewegung sein kann?

Butterfly

Aus dem Stand breiten Sie die Arme seitlich aus. Sie winkeln sie in den Ellbogen und nähern die Hände vor dem Gesicht einander an. Dann bewegen sich die Arme wieder zur Seite.

Wenn Sie eine starke Spannung vor allem in Brust und Rücken spüren, machen Sie die Übung richtig.

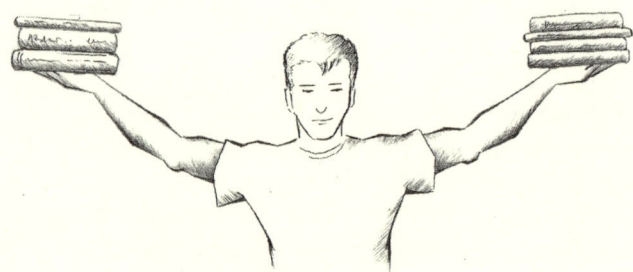

Abb. 11: Bizepstraining – nicht nur für starke Männer

Flaschenzug

Sie führen Ihre Unterarme vor dem Körper zusammen – Hände gegeneinander – und heben die geschlossenen Arme langsam hoch.

Wenn es oben nicht mehr weiter geht, lassen Sie die Arme ebenso langsam wieder nach unten.

Wiederholen Sie diese «Ups and Downs» sieben- bis achtmal, ohne den Bewegungsfluß zu unterbrechen.

Motorradfahrer («Tinas Motorradfahrer»)

Beugen Sie sich aus dem Stand leicht vor. Sie halten die Arme gestreckt schräg nach unten, so als ob Sie auf einem Motorrad säßen und sich auf den Lenker stützten.

Während der Oberkörper leicht vorgeneigt bleibt, bewegen Sie die Arme langsam hinauf bis über den Kopf. Spüren Sie die Dehnung zwischen den Schulterblättern.

Dann senken Sie die Arme wieder auf den Lenker.

Schütteln Sie auch ruhig Ihre Beine und Füße aus. Auch sie sind während des Oberkörpertrainings beansprucht worden.

Wandliegestütz

Stellen Sie sich im Schrittabstand vor eine Wand, und stützen Sie sich in Schulterhöhe mit gestreckten Armen dagegen.

Winkeln Sie nun die Arme in den Ellbogen, und nähern Sie sich mit dem Gesicht der Wand, so als machten Sie einen Liegestütz im Stehen. Der Oberkörper bleibt ganz gerade und gestreckt.

Wiederholen Sie diesen Wandliegestütz mehrmals.

Arme lockern

Zum Schluß lockern Sie die Arme gründlich, indem Sie
- sie schwingen,
- die Fäuste ballen und sich dabei vorstellen, daß Sie in ihnen eine Kartoffel zerdrücken,
- die Hände dann langsam öffnen und kräftig ausschütteln.

3
Es darf auch etwas länger sein: Übungen, die mehr als 90 Sekunden dauern

Schnecke besteigt
den Fuji
- aber ganz langsam.

Japanisches Haiku

In diesem Kapitel mache ich Sie mit einigen Visualisierungsübungen und Meditationen vertraut, die gleichermaßen entspannen. Regelmäßig durchgeführt, haben sie eine tiefgehende Wirkung auf den ganzen Menschen, entspannen Körper und Geist nachhaltig und führen zu Gelassenheit und Heiterkeit und so manch positiver Verhaltensänderung.

Am besten legen Sie eine bestimmte Tageszeit fest, zu der Sie sich für Ihre Kurzmeditation zurückziehen. Zehn Minuten reichen schon, vorausgesetzt, Sie machen sie regelmäßig. Zwanzig Minuten wären optimal. Suchen Sie sich die für Sie günstigste Zeit aus. Vielleicht meditieren Sie gern vor dem Aufstehen am Morgen, was eine wunderbare Grundlage für Ihren Tag legt. Oder Sie genießen die tiefe Entspannung, die Visualisierung und Meditation mit sich bringen, abends vor dem Einschlafen.

Bleiben Sie bei den folgenden Übungen ganz locker. Versuchen Sie nicht, eine Vision zu erzwingen oder eine Visualisierung aufrechtzuerhalten. Nehmen Sie die geführten Meditationen spielerisch an, und lassen Sie sich auf sie ein, ohne irgendwelche Erwartungen.

Als Klanghintergrund können Sie Entspannungsmusik auflegen. Falls Sie allein sind, sprechen Sie den Text vorher auf eine Kassette. Wenn Sie einen Partner haben, lassen Sie sich die

75

Übungen langsam und deutlich vorlesen. Machen Sie nach jedem Abschnitt eine kurze Pause.

Entspannung verankern und Ziele visualisieren

Tiefenentspannung durch progressive Muskelrelaxation

Sie liegen flach und entspannt auf dem Rücken und lassen Ihren Atem ruhig ein- und ausströmen.

Konzentrieren Sie Ihre Aufmerksamkeit auf die Füße, zuerst den rechten, dann den linken. Strecken Sie die Ferse weg, so daß eine Spannung entsteht. Halten Sie diese fünf bis sieben Sekunden lang, dann entspannen Sie den Fuß. Nun wenden Sie sich der Wade zu: Wieder spannen Sie die Muskeln dort an, halten die Spannung fünf bis sieben Sekunden lang und lassen dann los. Von der Wade wandern Sie aufwärts zum Oberschenkel, dann wiederholen Sie An- und Entspannung der Muskeln des linken Beines.

Nach den Beinmuskeln kommen die Gesäßmuskel, die Rücken-, Bauch-, Brust-, Arm- und Halsmuskeln dran. Schließlich beißen Sie fest zu und entspannen nach einigen Sekunden die Kaumuskeln. Kneifen Sie die Augen zusammen, und lassen Sie auch die Gesichtsmuskeln anschließend wieder los.

Sie können die Entspannung noch intensivieren, wenn Sie sich jeweils vorstellen, daß Ihr Atem die Spannung mit- und aus dem Körper herausnimmt.

Mit dieser Tiefenentspannungsübung können Sie sehr wirkungsvoll Verkrampfungen lösen und zur Ruhe kommen. Lassen Sie sich anfangs mit ihr Zeit. Sehen Sie nicht auf die Uhr, sonst geraten Sie unter Druck, und der ist im Zusammenhang mit Entspannung nun wirklich kontraproduktiv.

Wenn Sie diese Übung regelmäßig machen, reichen schließlich einige Impulse zur Entspannung verkrampfter Muskeln, so daß Sie für die Phase der Muskelrelaxation schließlich nur noch einige wenige Sekunden brauchen.

Da die folgenden Visualisierungs- und Meditations-Übungen Sie sehr persönlich ansprechen sollen und von Ihnen selbst oder einem Freund vorgelesen werden, habe ich hier als Anrede das intime «Du» gewählt.

Positive Zielvisualisierung
Welches persönliche Ziel möchtest du erreichen?

Schließe die Augen, und stelle dir dein persönliches Ziel vor. Dabei kann es sich um private, berufliche oder sportliche Dinge oder auch um geistige Erkenntnisse handeln.

Male das Bild möglichst plastisch aus, bewege dich darin. Sieh dich um, rieche und höre. Schmeckst oder fühlst du etwas?

Bring Farbe ins Bild, mach es heller oder dunkler. Wenn du möchtest, rahme es ein oder projiziere es auf eine riesige Leinwand.

Atme ruhig und gelassen weiter.

Es fällt dir leicht, dein Ziel immer klarer zu visualisieren und mit positiven Gedanken zu verstärken.

Wie fühlst du dich?

Spürst du Freude und ruhige Gelassenheit bei der Realisierung deines Zieles? Bist du voller Vertrauen und Zuversicht?

Stelle dir vor, daß dein Ziel bereits Wirklichkeit geworden ist. Atme ruhig ein und aus.

Visualisiere weiterhin dein Ziel. Wenn du dich gut fühlst und tief entspannt bist, dann berühren sich Daumen, Zeige- und Mittelfinger der linken Hand sanft an den Fingerspitzen. Dein Wunschbild, deine Entspannung und der Fingerdruck ermöglichen die Verankerung deiner Visualisierung im Unterbewußtsein.

Wenn du möchtest, visualisiere einen Termin, an dem dein Ziel erreicht sein sollte. Frage dich, ob dein Ziel wirklichkeitsnah ist. Warum möchtest du es erreichen? Geht es auf Kosten anderer?

Baue realistische Zwischenschritte und Etappen zur Verwirklichung deines Zieles ein. Bedanke dich bei den Kräften deines Unterbewußtseins, und habe Vertrauen, daß alles so geschehen wird, wie du es dir wünschst.

Meditationen

Meditation zur Kurzzeitentspannung

Du liegst jetzt ganz bequem auf einer Unterlage. Nichts ist wichtiger, als dich zu entspannen. Arbeit, Beziehungen, Geldprobleme beginnen langsam sich aufzulösen ...

Laß jetzt die Außenwelt ruhig los, und konzentriere dich auf deine Mitte. Richte deine ganze Aufmerksamkeit auf einen einzigen Punkt unterhalb des Bauchnabels.

Beobachte deinen Atem, wie er ganz von selbst dort ein- und ausströmt, ohne daß du dich darum bemühen mußt.

Laß dir viel Zeit zum Beobachten. Du brauchst jetzt nichts zu erreichen. Nichts drängt dich.

Spüre, wie «es dich atmet».

Du kannst dich jetzt vertrauensvoll deiner inneren Führung übergeben, die immer für dich sorgt – so sicher, wie «es dich atmet».

Nimm jetzt alles an, was geschieht. Äußere Einflüsse kann man nicht immer abstellen! Akzeptiere sie. Sage bewußt ja zu allem. Sei jetzt nur Beobachter. Alles, wogegen du dich wehrst, verstärkst du nur und ziehst es hinein in deine Welt, wo es bleibt und wirkt. Deshalb lasse jetzt alles los! Schau es dir an, und laß los!

So kommst du mehr und mehr in deine innere Stille, in den endlosen Raum deiner inneren Welt!

Lichtmeditation

Du liegst ruhig und entspannt auf einer festen Unterlage. Wenn du möchtest, kannst du deine Hände auf den Bauch legen. Atme tief aus, und stelle dir vor, daß mit der Einatmung helles Licht in deinen Körper strömt. Die strahlende Lichtenergie fließt durch den Kopf in die Schultern, von dort in den Bauch hinunter, durch die Beine bis in die Fußspitzen. Du fühlst dich wohl und leicht! Du atmest dieses Licht in der umgekehrten Reihenfolge wieder aus. Wieder atmest du ein, und erneut strömt Licht in deinen Körper, durchflutet dich und löst mögliche Verkrampfungen. Mit der Ausatmung schickst du diese nach außen.

Du befindest dich in einem Lichtermeer und inmitten deiner Bilder. Aus deinem rechten Auge strömt Licht hervor und fließt in dein linkes Auge. Der Lichtstrom umkreist deine linke Gehirnhälfte, flutet in die rechte Gehirnhälfte und tritt aus dem rechten Auge wieder aus. Von dort fließt er in einem Bogen wieder in das linke Auge, in die linke Gehirnhälfte und dann in die rechte. Laß den Lichtstrom fließen. Der Lichtbogen vergrößert sich, erfaßt das Zentrum deines Gehirns, von wo aus sich die tanzende Lichtenergie wie ein Feuerwerk im ganzen Kopf ausbreitet.

Lenke nun deine Konzentration durch leichtes Schielen sanft auf das «dritte Auge», den Bereich zwischen den Augen, etwas oberhalb der Nasenwurzel. Ein kraftvoll gebündelter Lichtstrahl richtet sich auf diese Stelle. Er «atmet dich», verschmilzt mit deiner Lichtenergie zu einem Energiewirbel, fließt durch den Kopf, die Wirbelsäule hinunter, durch alle Kraftzentren bis in die Gegend zwischen Anus und Geschlecht. Sammle dort deine Aufmerksamkeit, und laß sie dann durch die Wirbelsäule mit der Einatmung auf- und mit der Ausatmung abwärts wandern. Spüre, wie dieser Wirbel dich mit Energie erfüllt, und entlaß ihn schließlich aus deinem Körper ins Freie.

Du atmest Licht durch die Nase ein und durch den ganzen Körper aus. Du bist Licht, du pulsierst und strahlst. Du bist voller Kraft. Überlaß dich deinem Atem. Du bist von dieser Licht-

dusche umhüllt, stehst unter einem Wasserfall von Energie. Jetzt
streckst und dehnst du dich vorsichtig. Du fühlst dich stark,
leicht und zuversichtlich. Mach dich ganz groß, sei voller Kraft.
Atme sanft, fast zärtlich. Öffne langsam die Augen, reibe sie und
gähne. Richte dich langsam auf, und sei einfach da. Willkom-
men in der Gegenwart!

«O-Naami» – Leben ohne Streß

Versuche nicht etwas zu werden,
sei einfach.
Wenn du immer versuchst,
etwas zu werden,
wirst du nie das sein,
was du sein willst.
So lebt kein weiser Mensch.

Toyup
(Alter Weiser aus Java)

Suchen Sie sich eine bequeme Position: Entweder sitzen Sie
aufrecht und entspannt auf einem Stuhl, im Schneidersitz auf
dem Boden, oder Sie legen sich auf den Rücken. Meditieren Sie
über das O-Naami-Zitat; lassen Sie es in sich nachschwingen.

Weg zur inneren Gelassenheit: Abbildung 12
Suchen Sie sich eine bequeme Haltung für diese Entspan-
nungsübung. Sie können sich auf den Rücken legen oder hin-
setzen.
　　Machen Sie zuerst eine Gesichtsgymnastik, bei der Sie nacheinander alle Muskeln an- und entspannen (siehe Seite 66).
Besondere Aufmerksamkeit schenken Sie Ihrem Kiefer. Bewegen Sie die Kiefermuskeln locker und sanft hin und her, als
würden Sie ein großes Kaugummi kauen. Ist der Kiefer locker

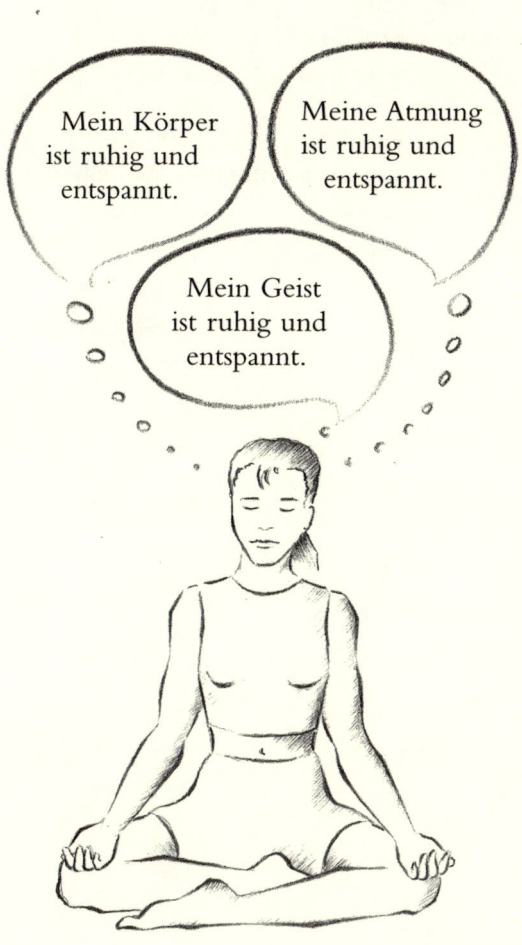

Abb. 12: Ruhe und Gelassenheit

«gekaut», lassen Sie ihn leicht geöffnet hängen. Die Zunge berührt sanft den Gaumen.

Sprechen oder denken Sie jeweils dreimal hintereinander folgende Sätze:

- «Mein Körper ist ruhig und entspannt.»
- «Meine Atmung ist ruhig und entspannt.»
- «Mein Geist ist ruhig und entspannt.»

Anschließend gönnen Sie sich viel Zeit, um die aufsteigende wohltuende Ruhe und Gelassenheit zu genießen.

Was wahrhaft getan, ist leicht getan.

Indische Weisheit

Power-Fit IV: Bodystyling
Gymnastik für Bauch, Beine und Po

Mit den folgenden Übungen bringen Sie sich gründlich in
Form, innerlich wie äußerlich: Sie stärken und straffen Bauch,
Beine und Po, auf daß Sie nicht nur fit sind, sondern auch
schlank und sich wohlfühlen.

Die Übungen sind aufeinander abgestimmt, beginnen mit
einer sanften Aufwärmphase und steigern sich allmählich.
Grundsätzlich gilt, daß Sie anfangs behutsam üben und Ihre
Anstrengung entsprechend Ihrer zunehmenden Kondition intensivieren.

Standheben
(Zur Formung der Pomuskeln)
Sie stehen aufrecht, die Hände auf den Hüften.

Heben Sie ein Bein nach hinten an, und strecken Sie dabei
den Fuß.

Senken Sie es wieder ab, ohne zu entspannen.

Wiederholen Sie die Bewegung zehnmal, dann wechseln Sie
das Standbein.

Achtung: Vermeiden Sie unbedingt ein Hohlkreuz.

Beinheben
(Zur Stärkung der seitlichen Bauch- und Beinmuskeln)
Legen Sie sich auf einer festen Unterlage auf die Seite. Der
untere Arm liegt kopfwärts ausgestreckt auf dem Boden, mit
dem anderen Arm stützen Sie sich vor dem Körper ab.

Heben Sie das obere Bein gestreckt an, und senken Sie es
anschließend langsam.

Wiederholen Sie die Bewegung zehnmal, dann drehen Sie
sich auf die andere Seite.

Kniebeuge in der Grätsche

(Für Po und Oberschenkel): Abbildung 13

Sie stehen mit weit gegrätschten Beinen und drehen die Füße nach außen. Die Knie befinden sich über den Fußgelenken.

Beugen Sie die Beine, so daß sich an den Kniegelenken ein Winkel von 90 Grad ergibt. Dann richten Sie sich wieder auf.

Falls Sie bereits geübt sind, bleiben Sie in der unteren Position, bis es zwickt.

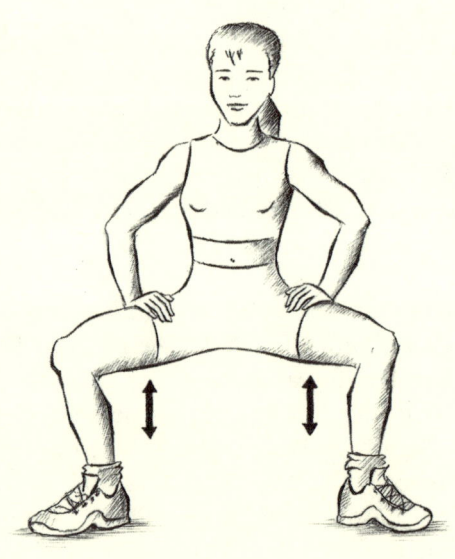

Abb. 13: Mit der Kniebeuge in der Grätsche straffen Sie Po und Oberschenkel.

Ausfallschritt

(Zur Stärkung von Po und Beinen): Abbildung 14
Machen Sie einen großen Schritt vorwärts, und beugen Sie das vordere Bein, bis ein rechter Winkel im Kniegelenk entsteht.

Richten Sie sich nun langsam auf, ohne den Fußabstand dabei zu verändern.

Dann machen Sie mit dem anderen Bein einen großen Schritt nach vorn und wiederholen die Übung.

Laufen Sie auf diese Weise einmal durch ein (großes) Zimmer.

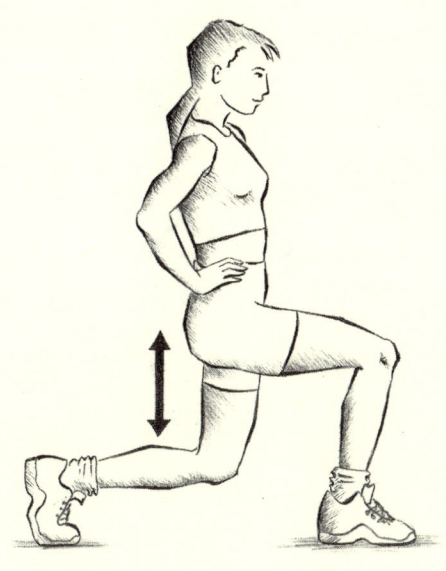

Abb. 14: Eine etwas andere Gangart – der Ausfallschritt

4
90 Sekunden mit anderen teilen

Man kann durch Übung lernen,
sich wie ein anderer zu verhalten.
Aber nur du selbst weißt,
wie du wirklich bist.

Yhantishor

Im folgenden stelle ich Ihnen heitere, phantasie- und vertrau-ensfördernde Kommunikationsspiele für Partner- und Grup-penaktivitäten vor. Die Zeitdauer pro Spiel sollte etwa 90 Se-kunden betragen, kann aber auch länger sein.

Spiele für Paare

Das Spiegelbild: Abbildung 15
Zwei Partner stehen sich gegenüber. Der eine ist das Spie-gelbild des anderen und macht alle seine Bewegungen nach. Nach 90 Sekunden Rollenwechsel. Aus dem gemeinsamen Austausch, dem nonverbalen Sich-aufeinander-Einlassen, ent-stehen Bewegung und Kommunikation auf einer neuen Ebe-ne.

Das Wetterspiel
Ein Spiel für zwei Personen, die sich näher kennen oder ken-nenlernen möchten. Ein Partner liegt auf dem Bauch, der an-dere kniet neben ihm. Der aktive Partner spricht von wechsel-haftem Wetter und untermalt seine Darstellung gleichzeitig durch Berührungen. Zum Beispiel so:

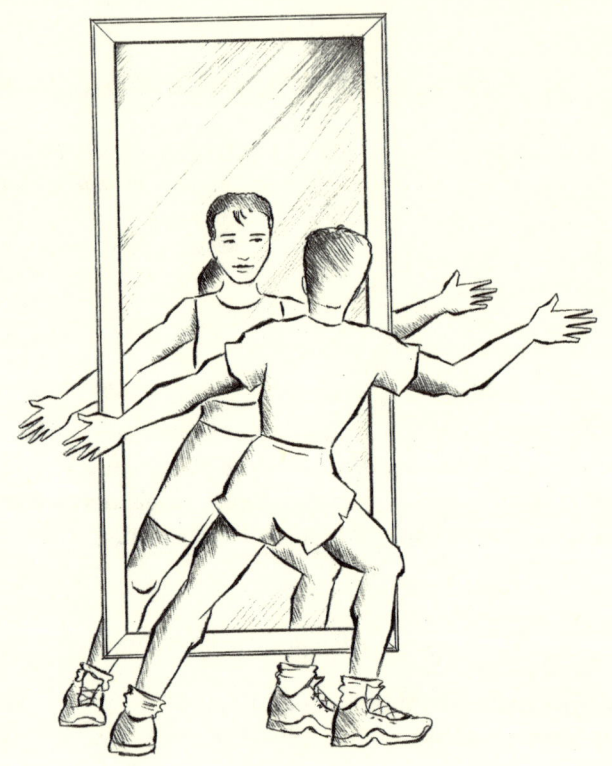

Abb. 15: Ich bin du – du bist ich.

«Es ist schönes Wetter. Die Sonne wärmt dir den Rücken.» Mit den Händen Rücken und Kopf sanft berühren.

«Es kommt ein leichter Wind auf.» Mit den flachen Händen über Kopf und Rücken streicheln.

«Der Wind wird stärker und treibt Gewitterwolken heran.» Die gleiche Berührung verstärken.

«Es beginnt zu donnern …» Sanft auf Kopf und Rücken klopfen.

«... und zu blitzen.» Sehr schnelle Streichelbewegungen in alle Richtungen ausführen.

«Es fängt an zu regnen.» Mit den Fingerspitzen auf den Rükken klopfen.

«Der Wind vertreibt die Wolken wieder.» Mit flachen Händen streicheln.

«Es regnet nur noch ein paar Tropfen.» Mit einzelnen Fingern klopfen.

«Der Wind wird sanfter.» Leicht streicheln.

«Die Sonne kommt wieder hervor und wärmt dich.» Die Hände halten Kopf und Rücken.

Bleiben Sie eine Weile entspannt liegen, und wechseln Sie dann die Rollen.

Rücken an Rücken

Zwei etwa gleichgroße Partner stehen Rücken an Rücken und gehen gemeinsam in die Hocke, wenn möglich, bis das Gesäß den Boden berührt. Nur mit Hilfe des Drucks auf den Rücken des anderen und ohne Unterstützung durch die Arme stehen Sie zusammen wieder auf.

Wiederholen Sie dieses Spiel mehrmals, ohne sich zu überanstrengen.

Kleeblatt

Vier Partner stehen Rücken an Rücken wie ein Kleeblatt und gehen gleichzeitig mehrmals bis auf den Boden herunter und wieder hoch. Auch dieses Spiel sollte ohne Unterstützung durch die Arme ausgeführt werden.

Aurafriseur

Sie stehen vor Ihrem Partner, der die Augen geschlossen hat, und streichen etwa fünf Zentimeter von seinem Körper entfernt an ihm entlang. Dabei bewegen Sie sich von oben nach unten. Stellen Sie sich vor, wie die Lichtenergie in Ihren Händen sanft seine Aura – das elektromagnetische Feld, das unseren Körper umgibt – reinigt. Besonders intensiv beschäftigen Sie sich am Ende mit der Aura um seinen Kopf. Sie sind nun ein Aurafriseur, shampoonieren, trocknen und kämmen die Haare vorsichtig. Vielleicht schließen Sie noch eine wohltuende Aura-Kopfmassage an, bevor Sie dann die Rollen tauschen.

Vertrauen entwickeln
Zwei Partner gehen eingehakt nebeneinander. Der eine hat die Augen geschlossen, der andere führt.

Variation: Die Person mit den geschlossenen Augen wird von dem hinter ihr gehenden Partner durch Berührung der linken Schulter (nach links gehen) oder der rechten Schulter (nach rechts gehen) geführt.

Sind mehrere Paare anwesend, gehen alle kreuz und quer durch den Raum, ohne sich gegenseitig zu berühren.

Gruppenspiele

Der Gordische Knoten
Alle Teilnehmer stehen eng beisammen, schließen die Augen, strecken die Arme aus und ergreifen blind die am ehesten erreichbaren Hände. Dann werden die Augen geöffnet, und gemeinsam versucht man nun, diesen Riesenknoten zu lösen, ohne daß der Handkontakt unterbrochen wird. Drehen Sie sich, oder steigen Sie über die Hände, bis Sie es geschafft haben, eine unverknotete Menschenreihe zu bilden, die sich weiterhin festhält.

Das Maschinenspiel: Abbildung 16
Beim Maschinenspiel stehen alle Mitspieler im Raum verteilt. Eine Person fängt an, mit ihrem ganzen Körper eine Maschine darzustellen. Sie stampft rhythmisch auf den Boden, bewegt einen Arm ruckartig vor und zurück wie ein Roboter oder

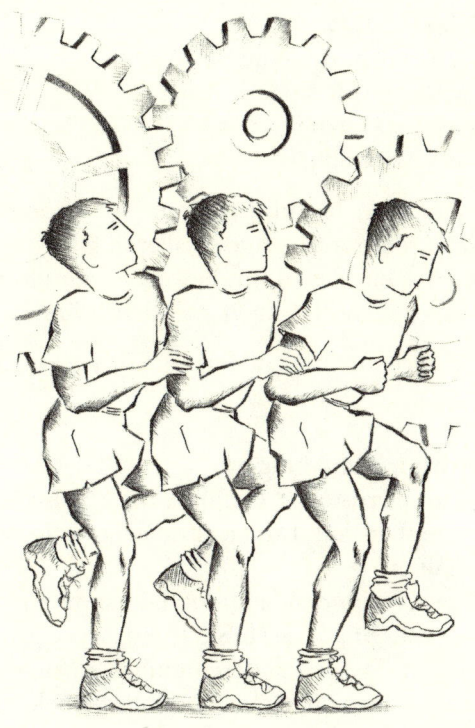

Abb. 16: Das Maschinenspiel

zischt und faucht wie eine uralte Lokomotive. Nacheinander
schließen sich die anderen an. Jeder Mitspieler faßt einen Teil der
«Maschine» an, bis zum Schluß alle ein rhythmisch pulsierendes,
einheitliches Energiefeld bilden.

Nach einiger Zeit haben alle soviel Dampf abgelassen, daß die
Maschine abgeschaltet werden kann und sich eine kurze Phase
der Stille harmonisch anschließen läßt.

Auf dem Marktplatz

Vorschlag 1: Wir stellen uns eine Situation vor, in der wir uns auf einem geschäftigen Marktplatz befinden. Wir schlendern gemächlich umher, schauen uns in aller Ruhe Schaufenster an oder grüßen einander freundlich.

Vorschlag 2: Auf dem Marktplatz, kurz vor Ladenschluß. Nun laufen alle hektisch durcheinander, allerdings ohne die anderen zu berühren. Auf ein Signal hin bewegen sich plötzlich alle im Zeitlupentempo; keine Geräusche sind zu hören.

Weitere Anregungen: Es ist kalt oder heiß, stürmisch oder regnerisch.

Das Ärgerspiel: Abbildung 17

Ärger, Streß und Frust sind Gefühle, die ebenso wie Lust und Freude beeinflußbar sind. Daher ist es nicht nötig, sich lange am Ärger festzuhalten.

Laufen Sie 90 Sekunden lang durcheinander, und beschimpfen Sie sich gegenseitig. Lassen Sie Ihren Ärger ganz unzensiert heraus, und sagen Sie den anderen einmal so richtig Ihre Meinung. Auf ein Zeichen hin lächeln sich alle 90 Sekunden lang an. Sehen Sie dabei einander in die Augen.

Außenseiter

Ein Teilnehmer verläßt den Raum. Die anderen sitzen eng beieinander an einem Tisch oder stehen im Kreis. Ihr Auftrag lautet, den Außenseiter nicht wieder aufzunehmen. Der Außenseiter kommt jetzt mit dem Auftrag herein, sich zur Gruppe zu gesellen.

Nach etwa zwei Minuten können Sie kurz über die dabei aufgetretenen Gefühle reden. Dann geht der nächste freiwillige Außenseiter hinaus.

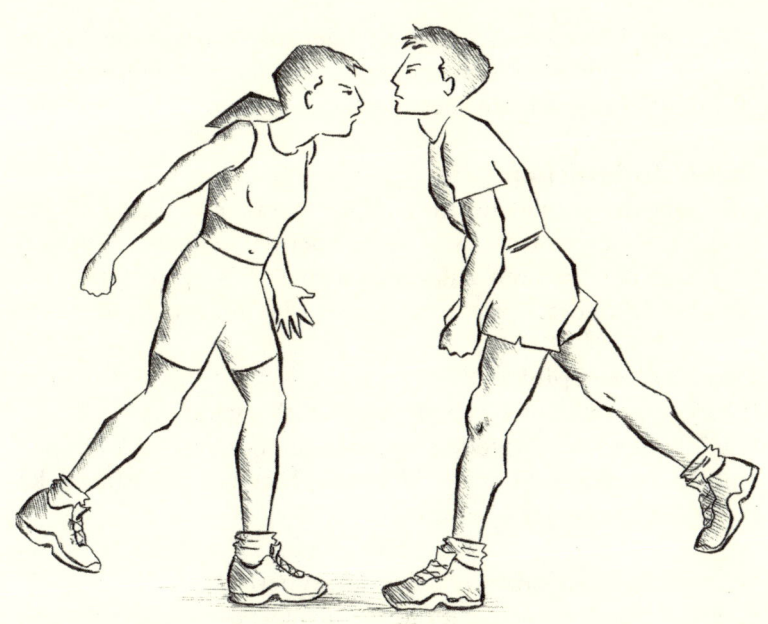

Abb. 17: Das Ärgerspiel

Das Sprungtuch

Diese Übung kann direkt im Anschluß an das Außenseiterspiel stattfinden, damit alle Mitglieder der Gruppe wieder integriert werden.

Bilden Sie zwei Reihen, in denen Sie einander gegenüber stehen. Strecken Sie die Arme in Brusthöhe vor sich aus. Die Handflächen zeigen nach unten. Sehen Sie dem Ihnen gegenüber Stehenden fest in die Augen. Alle Hände und Arme bilden zusammen ein Sprungtuch, doch da sie sich nicht berühren, ist für dieses Spiel viel Vertrauen notwendig. Wenn alle Teilnehmer genug Vertrauen gesammelt haben, springt der «Außenseiter» von einem Stuhl oder Tisch in das Sprungtuch. Wird die Gruppe ihn auffangen können? Mit Vertrauen ist alles möglich!

Ist diese Übung aber zu schwer oder ruft sie zu große Ängste hervor, empfehle ich, sich erst einmal an den Händen zu fassen und das Sprungtuch auf diese Weise zu bilden.

Stehaufmännchen
Alle Teilnehmer bilden einen engen Kreis. Einer geht in die Mitte, läßt sich einfach nach vorne oder nach hinten fallen und wird von den anderen aufgefangen und weitergereicht. Nach etwa 90 Sekunden kommt der nächste Freiwillige dran.

Das Fitness-Spiel
(Ein Kommunikationsspiel für Herz und Verstand)
Die Übungen des folgenden umfassenden Fitness-Spiels können eine oder mehrere Minuten dauern und allein, mit Partner oder in einer Gruppe gespielt werden.

1. Die Übungen sind von 1 bis 21 numeriert.
2. Die ersten beiden Übungen dienen dem gegenseitigen Kennenlernen.
3. Die Teilnehmer sitzen im Kreis. Der Jüngste beginnt. Es wird dreimal gewürfelt und die drei Würfel werden zusammengezählt, zum Beispiel $5 + 3 + 4 = 12$. Übung Nummer 12 ist also von ihm oder der Gruppe auszuführen, Freiwillige dürfen immer mitspielen.
4. War die zwölfte Übung schon dran, so zieht man die Quersumme, in diesem Fall $1 + 2 = 3$. War die dritte Übung ebenfalls schon dran, geht der Würfel automatisch an den linken Mitspieler weiter.
5. Das Spiel wird gespielt, solange es Spaß macht oder bis alle Übungen einmal an der Reihe waren.
6. Eigene Regeln oder Regelveränderungen sind erwünscht.

Anmerkung: Man benötigt bei dreimaligem Würfeln mindestens eine Sechs, um auch die «höheren Übungen» ausführen zu können. Würfelt man eine Sechs, darf man nochmals würfeln und alle Augen zusammenzählen. Ist die Gesamtsumme höher als 21, verfällt der Wurf.

Und hier die 21 Übungen:

1. Die Energiedusche
Sie wählen einen Partner, der sich hinter Sie stellt und Ihnen ganz leicht mit seinen Händen vom Scheitel des Kopfes über den Rücken und die Beine bis zum Boden streicht. Er schüttelt dann seine Hände aus und beginnt wieder am Kopf, von wo aus er diesmal seitlich über die Schultern, Arme und Beine bis zum Boden streicht.

Spüren Sie, wie Ihre Energie im Körper erneuert wird und Sie sich leicht und wohl fühlen.

2. Schwerelos
Stellen Sie sich vor, es gäbe keine Schwerkraft. Bewegen Sie sich eine Minute lang wie schwerelos durch das Zimmer. Alle können mitmachen.

3. Katzenspiel
Stellen Sie sich vor, Sie wären eine Katze. Auf allen vieren strecken und dehnen Sie sich, machen einen runden Rücken und drücken ihn ins Hohlkreuz. Wiederholen Sie Katzenbuckel und Hohlkreuz mehrmals und mit größtmöglicher katzenhafter Geschmeidigkeit.

4. Atemreise
Nehmen Sie Ihre Mitspieler an der Hand, und bilden Sie mit ihnen einen Kreis. Atmen Sie laut in verschiedenen Rhythmen. Die Mitspieler sollen sich Ihrem Atemrhythmus anpassen. Bleiben Sie danach eine Weile still stehen und spüren Sie dabei, wie Ihre Energien zusammenfließen.

5. Lautloses Theater

Auch in Ihnen schlummert ein Pantomime. Stellen Sie einen alltäglichen Vorgang oder eine kleine Geschichte dar, ohne dabei Geräusche zu machen. Ihre Mitspieler versuchen zu erraten, was Sie ihnen mitteilen.

6. Die Schüttelwahrnehmung

Schütteln Sie Ihren Körper eine Minute lang so kräftig wie möglich. Sie bleiben dabei mit gespreizten Beinen fest auf dem Boden stehen. Spüren Sie, wie die Energie im Körper in Bewegung gerät.

7. Nasenwahrnehmung

Schließen Sie die Augen. Ein parfümierter Gegenstand wird Ihnen kurz unter die Nase gehalten und dann in einem Umkreis von etwa einem halben Meter versteckt. Versuchen Sie ihn über den Geruchssinn zu finden.

8. Mond und Sterne

Stellen Sie sich vor, Sie wären in der Lage, grenzenlos zu wachsen. Heben Sie die Hände über den Kopf, stellen Sie sich auf die Zehenspitzen, und versuchen Sie eine halbe Minute lang die Sterne zu erreichen.

9. Flug ins Leere

Werfen Sie ein Stück zusammengeknülltes Papier in einen mindestens vier Meter entfernten Papierkorb. Sie haben zwei Versuche. Alle weiteren Anwesenden können ebenfalls mitmachen.

10. Wirbelsturm

Ein kosmischer Wirbelsturm entsteht mitten im Zimmer. Stellen Sie sich hin, und lassen Sie sich einmal so richtig durcheinanderschleudern. Entledigen Sie sich aller negativen Seiten Ihres Wesens, wenn Sie – laut oder leise – ausatmen. Ihre Mitspieler können ebenso an der Übung teilnehmen.

11. Kräftemessen

Stellen Sie sich vor, Sie hätten gewaltige Kräfte und könnten die Erde auf Ihren Schultern tragen. Sie stehen in einem Abstand von 30 bis 50 Zentimetern vor einer Wand und versuchen sie mit ganzer Kraft zweimal wegzudrücken. Ihre Mitspieler feuern Sie dabei an.

12. Ist die Welt drinnen oder draußen?

Alle Teilnehmer sitzen schweigend da und hören den Vögeln oder den Geräuschen im Raum zu. Achten Sie gleichzeitig auf die Signale, die Ihnen Ihr Körper sendet. Spüren Sie Verspannungen, und wenn ja, wo befinden sie sich? Sind Sie glücklich?

Dieses Horchen nach innen und außen sollte mindestens zwei Minuten dauern. Danach darf jeder Spieler in einem Satz etwas über sich mitteilen.

13. Highlights

Erzählen Sie von einer besonders schönen Begebenheit aus Ihrem Leben. Sie können sie auch pantomimisch darstellen. Falls Sie sich an nichts erinnern können, lassen Sie Ihre Phantasie spielen. Wer sagt, daß Phantasien nicht auch wirklich sind?

14. Ruhig und entspannt

Wie atmen Sie? Konzentrieren Sie sich so lange auf Ihre Atmung, bis Sie das nächste Mal an der Reihe sind. Denken Sie dabei folgenden Satz: «Ich atme ruhig und entspannt.»

15. Das Stop-Spiel

Alle Mitspieler tanzen. Irgendwann sagen Sie «stop». Sofort bleiben alle wie eingefroren auf der Stelle stehen. Würfeln Sie jetzt so schnell Sie können. Wenn Sie dreimal eine Sechs gewürfelt haben, dürfen sich die anderen wieder bewegen.

16. Pyramid-Power

Eine Übung für alle Spieler: Sie singen viermal den Vokal «Ooooo» und stellen sich dabei vor, wie Licht zuerst in den Kopf, dann in das Herz und schließlich in den Bauch fließt. Nun singen Sie viermal den Ton «Aaaaa» und bauen in Ihrer Vorstellung um sich herum jeweils eine Seite einer Pyramide auf, bis Sie schließlich von der Pyramide umgeben sind. Lassen Sie jetzt Licht in diese Pyramide fließen, bis sie damit angefüllt ist.

17. Vision

Erzählen Sie, welchen Traum Sie letzte Nacht hatten. Falls Sie sich nicht erinnern können, tragen Sie einfach einen Wunschtraum vor, den Sie sich erfüllen möchten. Es kann auch großen Spaß machen, ihn den anderen vorzuspielen.

18. Das Gesicht dahinter

Suchen Sie sich einen Partner und sehen ihm mindestens eine Minute lang in die Augen, ohne dabei zu blinzeln. Sie werden feststellen, daß seine Gesichtskonturen sich allmählich verwischen und in dem einen Gesicht plötzlich viele verschiedene Gesichter zu erkennen sind. Jedes hat seine eigene Bedeutung.
Diese Übung führen alle Mitspieler gleichzeitig aus.

19. Mystische Tränen

Versuchen Sie einmal, ein bis zwei Minuten lang zu weinen. Es ist nicht notwendig, daß tatsächlich Tränen fließen. Versetzen Sie sich jedoch in einen traurigen Gefühlszustand und seufzen und schluchzen Sie, als ob Sie weinten.

20. Der Mensch im Tier: Abbildung 18

Sie verwandeln sich in ein wildes, gefährliches Tier, zum Beispiel in einen Panther. Sie dürfen sich ohne Gewissensbisse vollkommen entfesselt benehmen, allerdings niemanden verletzen.

Alle Mitspieler, die dazu Lust haben, dürfen ebenfalls ihr wildes Tier ausleben.

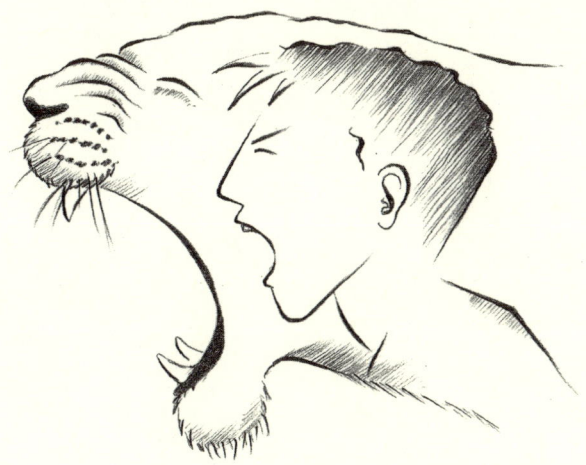

Abb. 18: Ich bin ein wildes Tier!

21. Elektrische Hände

Schließen Sie die Augen, und strecken Sie die Arme aus. Ihre Mitspieler legen nun nacheinander die Hände auf Ihre und lassen sie kurz darauf liegen. Erraten Sie, welche Hände zu wem gehören.

Es ist nicht wenig Zeit, was wir haben,
sondern es ist viel, was wir nicht nutzen.

Seneca

Power-Fit V:
Kraft und Ausdauer durch Konditionsgymnastik

«Konditionsgymnastik» klingt für einige schauerlich und weckt üble Erinnerungen an einen verhaßten Schulsport unter Aufsicht eines Gymnastiklehrers, dessen Trainingsehrgeiz entschieden sadistische Züge aufwies: Denken wir nur an kürbisgroße Lederbälle, die man kaum halten konnte, aber hundertmal aus der Bauchlage über den Kopf stemmen mußte ...

Ich will Sie hier nicht erschrecken, sondern im Gegenteil endlich von Ihrem Schulsporttrauma befreien: Man kann sich nämlich durchaus auch mit angenehmen, ja lustvollen Übungen in Form bringen und die eigene Kraft und Ausdauer stärken.

Mit den folgenden sieben Übungen stelle ich Ihnen ein Programm vor, mit dem Sie Ihre Kondition allmählich nachhaltig steigern können. Lediglich die letzten beiden haben es in sich und sollten nur von wirklich Trainierten ausgeübt werden. Sie dürften allerdings kein unüberwindliches Problem mehr für Sie darstellen, wenn Sie sich regelmäßig mit den ersten fünf Übungen fit gemacht haben.

Sie haben jetzt richtige Lust auf Power? Dann wünsche ich Ihnen viel Erfolg und Spaß mit den folgenden Übungen.

Jumping Jacks (Hampelmann)
(Zur Anspannung des ganzen Körpers)
Erinnern Sie sich daran, mit wieviel Spaß Sie als Kind Hampelmann spielten? Mit welcher Ausdauer Sie auf und nieder sprangen und dabei mal die Beine und Arme vom Körper abspreizten, mal die Beine zusammen und die Arme eng an den Körper schlugen.

Vergegenwärtigen Sie sich die kindliche Freude am Spiel und springen nun in gleicher Weise. Sie sind ein lustiger Hampelmann, der voller Übermut und Lebenslust und kaum zu bremsen ist.

Achten Sie darauf, die Spannung im Körper zu halten. Ihr

Rücken ist gerade und gespannt. Beine und Arme sind durchgedrückt. Spreizen Sie die Beine auseinander, sollten die Fußspitzen nach außen zeigen. So vertiefen Sie die Spannung.

Beinwirbel

(Zur Belebung des Kreislaufs und Kräftigung der gesamten Körpermuskulatur)
Diese auch «Skippings» genannte Übung sieht harmlos aus, doch sie ist sehr wirkungsvoll.

Sie laufen auf der Stelle mit leicht nach vorn gebeugtem geraden Rücken, halten die Arme angewinkelt und ziehen im Wechsel und mit hohem Tempo die Knie an die Brust.

Die angewinkelten Arme werden angespannt und begleiten diese stampfenden Bewegungen, bei denen die Beine schnell gehoben und gesenkt werden.

Am besten führen Sie die Skippings im Freien oder in einem Erdgeschoß durch, denn sie verursachen einen ziemlichen Lärm und könnten Leuten in einem unteren Stockwerk gehörig auf die Nerven gehen.

Fersenjogging

(Zur Steigerung von Körperkraft und Ausdauer)
Was Joggen ist, weiß heutzutage jeder, denn mittlerweile halten sich auch hierzulande viele mit dem täglichen Laufen durch den Park fit. Das Fersenjogging ist eine verschärfte Form des Joggens:

Während Sie laufen, ziehen Sie die Ferse soweit wie möglich hinten an das Gesäß. Das mag komisch aussehen, lästig wirken und anstrengend sein. Aber ich versichere Ihnen, daß es sich lohnt, regelmäßiges Fersenjogging zu betreiben.

Achten Sie darauf, daß Sie die Füße ganz auf dem Boden abrollen. Die Arme sind gespannt und bleiben am Körper. Am besten berühren Sie bei jedem Schritt die an den Po hochgezogene Ferse. So können Sie kontrollieren, wie lange Ihre Kraft ausreicht, mit der Sie die Füße weit nach oben ziehen.

Große Ausfallschritte

(Zur Kräftigung der Bein-, Bauch- und Rückenmuskulatur)
Falls Sie Ski-Langlauf betreiben, kennen Sie den Bewegungsablauf dieser Übung bereits, da sie praktisch eine Vorstufe zur Langlauftechnik ist.

Spannen Sie Ihren ganzen Körper an, und machen Sie dann einen großen Ausfallschritt nach vorn.

Die Sohlen beider Füße bleiben stets vollkommen auf dem Boden (anstrengend!). Dann machen Sie den nächsten Ausfallschritt mit dem anderen Bein.

Die Arme werden gegengleich mitbewegt und halten die Spannung.

Liegestütz

Diese traditionelle Gymnastikübung ist Ihnen wahrscheinlich bekannt:

Sie legen sich bäuchlings hin, stützen sich mit den Händen in Brusthöhe auf dem Boden ab und drücken langsam den Oberkörper in die Höhe. Der Körper bleibt von den Schultern bis zu den Füßen gestreckt.

Dann senken Sie den Oberkörper wieder ebenso langsam. Halten Sie die Spannung, das heißt legen Sie den Körper nicht ab, bevor Sie ihn wieder nach oben drücken.

Wie oft schaffen Sie den Liegestütz? Zehnmal wäre sehr gut.

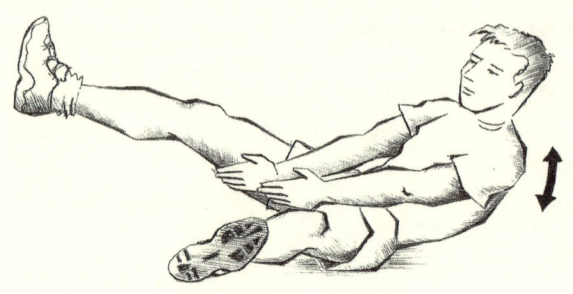

Abb. 19: Grätsch-Crunches – eine Übung, die es in sich hat

Grätsch-Crunches
(nur für Fortgeschrittene): Abbildung 19
Sie liegen auf dem Rücken; die Beine sind etwas gespreizt, die Arme neben dem Körper.

Ziehen Sie nun die Fußspitzen an und heben die Beine leicht angewinkelt vom Boden ab. Gleichzeitig richten Sie den Kopf auf und rollen den Oberkörper ganz langsam, Wirbel für Wirbel, hoch. Die Hände strecken Sie während dieser Muskeltrainingsübung mitten zwischen den gespreizten Beinen nach vorn.

Halten Sie möglichst einige Sekunden in halb sitzender Stellung inne, bevor Sie ebenso langsam wieder in Rückenlage abrollen.

Wiederholen Sie diese Übung, und steigern Sie im Laufe der Zeit die Anzahl der Crunches, die Sie nacheinander machen.

Achtung: Den Kopf sollten Sie zwischen den Übungen nicht ablegen und auch sonstige Muskelentspannung vermeiden.

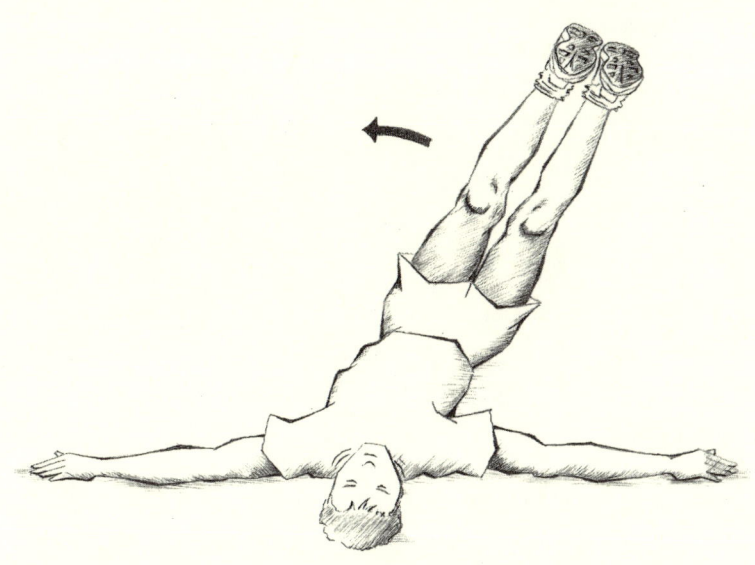

Abb. 20: Seitliches Beinpendeln ist eine Herausforderung
für die Bauchmuskeln.

Beinpendeln zur Seite

(nur für Fortgeschrittene): Abbildung 20

Sie liegen auf dem Rücken und strecken die Arme zur Seite, mit den Handflächen nach unten.

Heben Sie nun die leicht gebeugten Beine an, so daß sie fast einen rechten Winkel zum Körper bilden, und senken Sie sie langsam erst zur einen, dann zur anderen Seite.

Während der Übung bleiben die Schultern immer auf dem Boden liegen. Die Füße sollten zwischen den Pendelbewegungen den Boden nicht berühren, weil dann die Anspannung verlorenginge.

Auch bei dieser Übung empfiehlt sich allmähliches Steigern.

Treib den Fluß nicht, laß ihn strömen!
Laotse

5. Fit durch Ruhe:
Körper und Geist entspannen

*Wenn wir uns zu sehr
auf die Hektik der
Welt einlassen, verlieren
wir die Verbindung
zueinander – und zu
uns selbst.*

Jack Kornfield

Yoga-Gymnastik:
«… im Raum der eigenen Stille»

Hier möchte ich Ihnen einige äußerst wirkungsvolle Übungen aus der Yoga-Gymnastik vorstellen, die im Gegensatz zu den äußeren Aktivierungs- und Vitalisierungsübungen mehr auf den Raum der eigenen Kraft, Stille und Gelassenheit zielen.

Beginnen und beenden Sie Yoga-Übungen mit der «Namaste»-Haltung, der Position des «stehenden Buddha».

Namaste (Stehender Buddha): Abbildung 21
Sie stehen aufrecht und falten die Hände vor der Brust, ähnlich einer Gebetshaltung. Allerdings sind die Ellbogen hier an der Seite höher: Fast bilden Ober- und Unterarme einen rechten Winkel.

Sie atmen ein, spannen dabei den Körper an und drücken gleichzeitig die Handflächen gegeneinander. Halten Sie diese Position sieben Sekunden lang.

Nun atmen Sie aus und entspannen dabei Körper und Hände.

Noch bleiben Sie einige Zeit mit sanft sich vor der Brust berührenden Handflächen stehen und lassen den Atem fließen. Sie sind bereit für die folgenden Yoga-Übungen und freuen sich

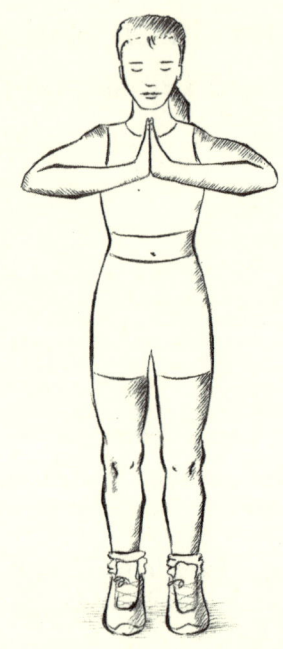

Abb. 21: Die Namaste-Haltung

auf das bevorstehende Erleben von Ruhe, Gelassenheit und innerer Schönheit.

Baumhaltung: Abbildung 22
Yoga-Übungen beeinflussen Körper und Geist gleichermaßen. So verhilft die Baumhaltung zu kräftigen Beinmuskeln ebenso wie zur Stärkung des äußeren wie inneren Gleichgewichtes, zu einem gefestigten Willen und vermehrter Konzentrationsfähigkeit.

Aus dem Stand heben Sie das rechte Bein und setzen die Sohle des rechten Fußes an die Innenseite Ihres linken Oberschenkels, so daß das Knie zur Seite zeigt. Sie können dabei Ihre rechte Hand zu Hilfe nehmen.

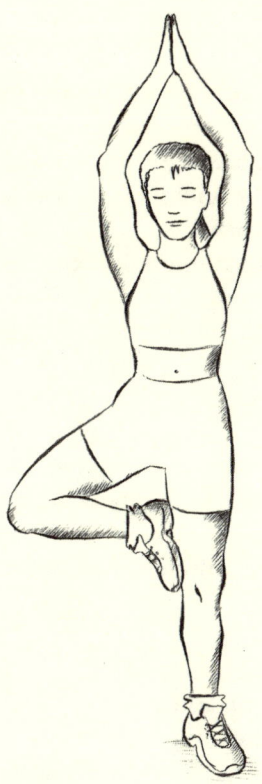

Abb. 22: Die Baumhaltung

Falten Sie nun die Hände vor der Brust, und heben Sie sie mit einer Ausatmung über den Kopf.

Bleiben Sie einige Sekunden so stehen, und atmen Sie dabei tief und entspannt.

Dann führen Sie – ebenfalls mit einer Ausatmung – Hände und Fuß wieder in die Ausgangsposition zurück.

Wiederholen Sie den Vorgang nun auf dem anderen Standbein.

Yoga-Rolle

Setzen Sie sich mit angezogenen Knien auf den Boden, legen Sie die Stirn an die Knie, und halten Sie sich mit den Händen an den Knien fest.

Nun rollen Sie, während Sie einatmen, behutsam nach hinten auf den Rücken. Mit leichtem Schwung rollen Sie mit einer Ausatmung wieder vorwärts.

Sie können so lange rhythmisch vor- und zurückrollen, wie es Ihnen gefällt.

Diese Übung stärkt die Bauchmuskulatur, regt die Verdauung an, entlastet Nacken und Wirbelsäule und wirkt allgemein entspannungsfördernd.

Diamantsitz

Der Diamantsitz ist eine sehr gute Haltung für Atem- und Meditationsübungen. Zudem stärkt er den Rücken, macht die Kniegelenke geschmeidig und entspannt müde Beine und Fußknöchel.

Sie sitzen auf den Fersen und haben die Knie geschlossen. Die Fußspitzen zeigen nach hinten.

Der Oberkörper ist aufrecht, Sie schließen die Augen und atmen ruhig und entspannt.

Anfangs ist diese Haltung etwas ungewohnt. Sie können sie sich erleichtern, indem Sie ein Kissen zwischen Fersen und Gesäß schieben.

Panther

Aus dem Diamantsitz nehmen Sie die Panther-Haltung ein: Während Sie ausatmen, beugen Sie Ihren Oberkörper und die ausgestreckten Arme nach vorn, bis Sie – wenn möglich – mit der Stirn den Boden berühren.

Spüren Sie einige Sekunden lang, wie der Atem tief in Ihren Bauch fließt.

Mit einer Einatmung richten Sie sich langsam wieder auf.

Die Panther-Übung erfüllt verschiedene Aufgaben: Sie hilft bei Blähungen, regt den Kreislauf an, belebt den gesamten Organismus, dehnt die Rückenmuskulatur und sorgt für totale Entspannung.

Nach dem «Panther» gehen Sie langsam wieder in den Diamantsitz zurück, atmen mehrmals ruhig und tief und nehmen zum Schluß die Namaste-Haltung ein.

Die Übung des «Stehenden Buddha» eignet sich besonders gut als Abschluß der Yoga-Gymnastik, da sie Sie gleichzeitig sanft in den Alltag zurückführt und vitalisiert: Stellen Sie sich also nochmals hin, legen Sie die Handflächen vor der Brust zusammen, drücken Sie sie gegeneinander, während sie mehrere Male tief, bewußt und kraftvoll aus- und einatmen.

Das Alltagsleben hat Sie nun wieder. Sie sind ruhig, ausgeglichen und erfrischt, voller Energie und neuer Kraft.

Ich wünsche Ihnen, daß dies so bleibt! Und falls Sie doch noch einmal unter Druck geraten, sich ausgelaugt oder gestreßt fühlen, so wissen Sie jedenfalls, wie Sie innerhalb von 90 Sekunden wieder ins Lot kommen.

Ihr persönliches Fitness-Programm

Nachdem Sie sich mit den Übungen zur Stärkung von Körper und Geist bekannt gemacht haben, wissen Sie, welche Übungen Ihnen Freude machen und welche Ihnen besondere Kraft und Gelassenheit verleihen. Sie sind nun in der Lage, Ihrem Befinden und der äußeren Situation entsprechende Übungen auszuwählen, um innerhalb kürzester Zeit die größtmögliche Entspannung zu erreichen.

Das Repertoire, das Ihnen zur Verfügung steht, umfaßt ein breites Spektrum an Übungen, von solchen, die sich vor allem zur Kräftigung bestimmter Muskeln eignen, über spielerische, die eigene Phantasie und Kreativität anregende Techniken bis hin zu Meditations- und Visualisierungsübungen zur Tiefenentspannung.

Bevor Sie Ihr eigenes Fitness-Programm erstellen, möchte ich Sie bitten, eine letzte Übung mit mir gemeinsam zu machen. Sie gibt Ihnen einen Überblick über alles, was Sie bisher gelernt und ausprobiert haben, und vergegenwärtigt Ihnen noch einmal, welche Übungen Sie besonders intensiv erlebten.

Einen Diamanten formen: Abbildung 23
Sie stehen mit leicht gespreizten Beinen ruhig und gelassen da und spüren Ihren tiefen Wurzeln nach, die von den Füßen aus in die Erde wachsen. Breiten Sie die Arme so aus, als ob Sie die ganze Welt umarmen wollten, und stellen Sie sich vor, wie Ihnen Ihre Lieblingsübungen aus diesem Buch in die geöffneten Arme fallen.

Langsam umschließen Sie die Übungen immer fester. Sie führen Ihre Hände zusammen und drücken sie allmählich an die Brust. Formen Sie nun mit den Händen einen Diamanten, in dem alle Übungen enthalten sind, die Ihnen guttun.

Dieser Diamant ist immer bei Ihnen. Wann immer Sie eine 90-Sekunden-Pause brauchen, denken Sie an ihn und lassen sich von ihm inspirieren.

Wie könnte Ihr individuelles Fitness-Programm aussehen? Welche Übungskombinationen bieten sich für eine Pause von 90 Sekunden (oder etwas mehr) an?

Ich empfehle Ihnen, mit leichten körperlichen Übungen zu beginnen. Falls Sie nicht gezielt einen bestimmten Bereich entspannen wollen, zum Beispiel den Rücken bei Verkrampfungen, bietet es sich an, vier Übungen auszuwählen, mit denen alle Körperpartien angesprochen werden, vom Nacken bis zu den Fersen. Hierfür eignen sich

1. die Beckenbalance
Sie sitzen aufrecht auf einem Stuhl ohne Lehne und pendeln sich locker in eine gerade Sitzhaltung zwischen Hohlkreuz und

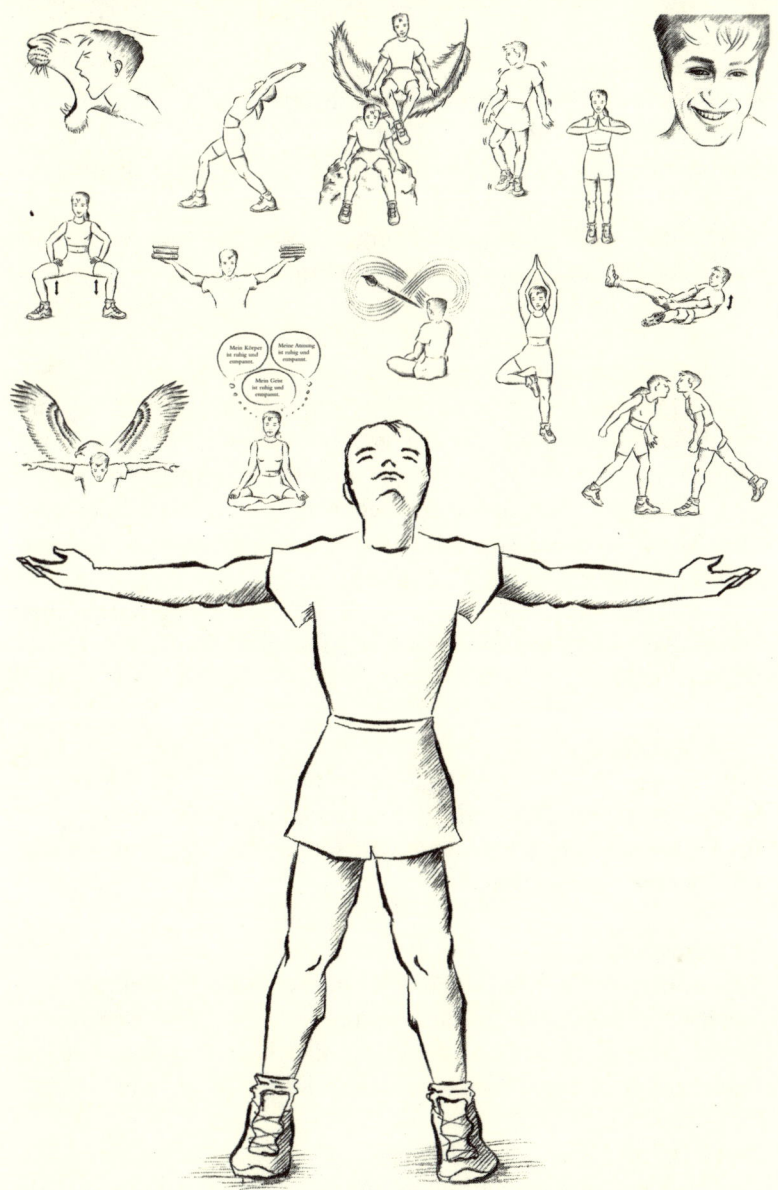

*Abb. 23: Sammeln Sie Ihre Lieblingsübungen in einem Diamanten,
der Sie ständig begleitet.*

Rundrücken. Dann spannen Sie nacheinander Gesäß- und Bauchmuskeln an und bewegen die Schulterblätter langsam nach hinten und unten. Achten Sie auf einen ruhigen, fließenden Atem.

Mit dieser Einstimmungsübung machen Sie sich beweglich und schärfen Ihre Körperwahrnehmung.

2. An- und Entspannen (Grundspannung im Sitz)
Noch sitzend breiten Sie nun die Arme seitwärts aus, wobei Sie in den Händen jeweils einen Apfel (oder einen anderen Gegenstand) halten. Spielen Sie ein wenig in dieser Haltung. Zum Beispiel können Sie kleine Kreise vor- und rückwärts beschreiben, die Arme über den Kopf heben und langsam wieder senken; Sie können sie vor dem Körper ausstrecken und «ups and downs» ausführen.

Lassen Sie sich von Ihrer Lust an der Bewegung leiten, und vergessen Sie nicht, die Arme zu lockern, wenn Sie Ihnen schwer werden.

3. Standheben
Nun stellen Sie sich hin, legen die Hände auf die Hüften und heben das rechte Bein mit gestrecktem Fuß nach hinten, ohne ins Hohlkreuz zu gehen. Langsam senken Sie das Bein wieder und heben nun das linke.

4. Beinstrecker
Schließlich dehnen Sie noch die Oberschenkelmuskeln, indem Sie im Stehen ein Bein nach hinten winkeln, den Fuß in die Hand nehmen und gegen das Gesäß drücken. Das Standbein ist leicht angewinkelt. Nach fünf Sekunden wechseln Sie.

Nach diesen vier Grundübungen suchen Sie sich intuitiv noch drei bis vier andere Übungen aus, nach denen Ihnen gerade zumute ist.

Ergänzt werden diese Aufbauübungen zur körperlichen Fitness schließlich durch Entspannung und Meditation, etwa die Übung «Schwer wie ein Stein ...», die «Pendelatmung» oder «Das lachende Gehirn».

Es bleibt Ihnen überlassen, ob Sie ein bestimmtes Programm – allein oder auch mit anderen – im Laufe eines Tages oder sogar einer Woche mehrmals in der gleichen Reihenfolge wiederholen, oder ob Ihnen der Sinn nach Abwechslung steht und Sie sich jedesmal eine neue Kombination ausdenken. Wichtig ist einzig, daß Sie Freude an der 90-Sekunden-Pause haben, daß Sie sie regelmäßig einlegen und daß Sie dabei völlig abschalten können.

Ich wünsche Ihnen viel Freude, Frieden und einen guten Weg!

Gelassenheit

Der gelassene Mensch ist dem ängstlichen,
von Unruhe gejagten immer überlegen.
Er gewinnt selbst mit einer Stunde Träumen mehr
als der Hastige mit dem Schweiß eines ganzen Tages.
Seine naturhafte Sicherheit
und ein unbegrenztes Vertrauen
lassen ihn gleichsam spielend Hindernisse überwinden,
worum andere verzweifelt sich mühen.
Er ist wie ein Brunnen,
der immer strömt und doch nichts verliert.
Eine unsichtbare Quelle nährt ihn.
Zu ihm kommen die Dürstenden, und er schenkt aus
und bleibt doch immer in lächelndem Genügen.

Verfasser unbekannt

Literatur

Birkenbihl, Vera F.: *Freude durch Streß*, München [11]1997.

—: *Lernen leichtgemacht*. Landsberg 1997.

Blanchard, Kenneth/Johnson, Spencer: *Der Minuten-Manager*. Reinbek 1983.

Carrington, Patricia: *Das große Buch der Meditation*. Bern, München, Wien [5]1996.

Dennison, Paul E./Dennison, Gail: *Brain-Gym*. Freiburg 1990.

Dhority, Lynn: *Moderne Suggestopädie*. Bremen 1986.

Ferruci, Piero: *Werde was du bist*. Reinbek 1986.

Haeusler/Vollmar (Hrsg.): *Das neue Lernen*. Connection Sonderheft 12, Niedertaufkirchen 1992.

Helm, Ludovika: *Mental in Form*. Freiburg 1998.

Herkert, Rolf: *Reise ins Licht – ein Würfelbrettspiel*. CBD-Verlag, im Vertrieb von Amigo-Spiele, Rödermarkt [2]1992.

—: *Sanfte Fitneß für Körper – Geist – Seele*. Düsseldorf 1989.

—: *Mind Machines – Chancen und Risiken der elektronischen Gehirnstimulation*. München 1990.

—: *Spurenwechsel – Mit «innerSki» Piste und Alltag neu erleben*. Wessobrunn 1991.

Holler, Johannes: *Power für die grauen Zellen*. Wessobrunn 1993.

Houston, Jean: *Der mögliche Mensch*. Reinbek 1987.

Kelder, Peter: *Die Fünf »Tibeter«*. Bern, München, Wien [45]1998.

Krenz, Micha: *Augenentspannung am Computer*. München 1990.

Miller, Reinhold: *Schilf-Wanderung. Wegweiser für die praktische Arbeit in der schulinternen Lehrerfortbildung*. Weinheim 1991.

Norfolk, Donald: *Nie mehr müde und erschöpft. Frisch und vital in 28 Schritten.* Kreuzlingen [5]1997.

Ornstein, Robert/Sobel, David: *Gesund durch Lebensfreude.* München 1994.

Rieth, Susi: *Harmonieübungen.* München 1993.

Weikert, Wolfgang: *Selbstheilung durch die Kraft der Gefühle.* München 1995.

Register der Übungen

Adler sein 64
Äpfelpflücken 49
Armbeuger 39
Arme lockern 73
Armstrecker 39
Atem schöpfen 47
Atemreise 97
Auf dem Marktplatz 94
Augenkinder 51
Aurafriseur 91
Ausfallschritt 87
Außenseiter 94

Baumhaltung 114
Beckenbalance 15
Beinbeuger 37
Beinheben 85
Beinpendeln zur Seite 109
Beinstrecker 38
Beinwirbel 106
Bizepstraining 72
Blickstafette 50
Butterfly 72

Das Ärgerspiel 94

Das energetische Gummiband 53
Das Fitneß-Spiel 96
Das Gesicht dahinter 100
Das lachende Gehirn 27
Das Maschinenspiel 92
Das Spiegelbild 89
Das Sprungtuch 95
Das Stop-Spiel 99
Das Wetterspiel 89
Der Atemstrom 48
Der Baum 52
Der Bergsteiger über dem
  Nebel 45
Der Fahrstuhl 49
Der gordische Knoten 92
Der meditative Blick 50
Der Mensch im Tier 101
Der Schneemann 55
Der Storchenstand 55
Diamantsitz 116
Die Atempause 50
Die Decke stemmen 47
Die Energiedusche 97
Die (Wieder-)Entdeckung der
  Sinne 58

Die erwachende Katze 44
Die imaginäre Wand 46
Die Magie der Sinne 66
Die Schüttelwahrnehmung 98
Dirigieren 48
Dreieck 60
Drücken und ziehen 14

«Eeh jaa» 48
Ein Sandsack auf dem Rücken
   46
Eine liegende Acht malen 25
Einen Diamanten formen 118
Elektrische Hände 101
Energieklopfen 49
Entstressung, wenn's drauf
   ankommt 65

Fersenjogging 106
Flaschenzug 73
Flug ins Leere 98
Für geschmeidige Ober-
   schenkel 40

Gesichtsgymnastik 53
Grätsch-Crunches 108
Große Ausfallschritte 107

Highlights 99
Hoch den Balken 17

«Ich bin topfit» 47
Ist die Welt drinnen oder
   draußen? 99

Jumping Jacks (Hampelmann)
   105

Katzenspiel 97
Kerze 59
King Kong 45
Kleeblatt 91
Kleiner Propeller 16
Kniebeuge in der Grätsche 86
Kopfdruck 18
Kräftemessen 99

Lautloses Theater 98
Lichtmeditation 79
Liegestütz 107
Luftmalerei 58

Meditation zur Kurzzeit-
   entspannung 78
Mond und Sterne 98
Motorradfahrer 73
Mystische Tränen 100

Namaste (Stehender Buddha)
   113
Nasenwahrnehmung 98
90-Sekunden-Meditation 62

«O-Naami» − Leben ohne
   Streß 80

Panther 116
Pendelatmung 63
Positive Zielvisualisierung 77
Psychomotorik 57
Pyramid-Power 100

Quasimodo 46

Regentropfenmassage 51
Reise nach innen 53

Rücken an Rücken 91
Rückenlage 59
Ruhig und entspannt 99

Schildkröte 54
Schulterkreisen 15
Schwer wie ein Stein – leicht
   wie eine Feder 25
Schwerelos 97
Sich verwöhnen mit einer
   Selbstmassage 51
Sieben positive Eigenschaften
   54
Sieben Schritte zur Turbo-Ent-
   spannung 65
Sonne und Licht 54
Spannung in Brust und Bauch
   16
Standheben 85
Stehaufmännchen 96
Streß abschütteln 45

Tapferkeitsstellung 61

Tiefenentspannung durch pro-
   gressive Muskelrelaxation 76

Überkreuz-Spaziergang 55
Unterarmpumpe 71

Vertrauen entwickeln 92
Vision 100
Vital-Gesichtsmaske 52

Wadenfit 38
Wandliegestütz 73
Warming-up I 36
Warming-up II 71
Weg zur inneren Gelassenheit
   80
Wirbelsturm 98

Yoga-Rolle 116

Zeitjoggen 54
Zu purer Energie werden 53